国家卫生健康委员会"十四五"规划教材

全国中等卫生职业教育教材

供护理专业用

中医护理

第4版

主 编 李丽华 张 瑾

副主编 朱 玛 刘鹏妹

编 者（以姓氏笔画为序）

王 蓉（吕梁市卫生学校）

朱 玛（云南省临沧卫生学校）

刘鹏妹（包头市卫生学校）

孙晓虹（山东省烟台护士学校）

李丽华（闽江师范高等专科学校）

何小帆（广东省潮州卫生学校）

张 瑾（山东省青岛卫生学校）

侯尚燕（浙江省海宁卫生学校）

都 郁（本溪市卫生学校）

戴婷婷（闽江师范高等专科学校）（兼秘书）

人民卫生出版社

·北 京·

图书在版编目（CIP）数据

中医护理 / 李丽华,张瑾主编. — 4 版. —北京：
人民卫生出版社,2022.11 (2024.4 重印)
ISBN 978-7-117-34062-5

Ⅰ. ①中… Ⅱ. ①李… ②张… Ⅲ. ①中医学—护理
学—医学院校—教材 Ⅳ. ①R248

中国版本图书馆 CIP 数据核字（2022）第 219014 号

人卫智网	www.ipmph.com	医学教育、学术、考试、健康，购书智慧智能综合服务平台
人卫官网	www.pmph.com	人卫官方资讯发布平台

中医护理
Zhongyi Huli
第 4 版

主　　编：李丽华　张　瑾
出版发行：人民卫生出版社（中继线 010-59780011）
地　　址：北京市朝阳区潘家园南里 19 号
邮　　编：100021
E - mail：pmph @ pmph.com
购书热线：010-59787592　010-59787584　010-65264830
印　　刷：北京盛通印刷股份有限公司
经　　销：新华书店
开　　本：850×1168　1/16　印张：10
字　　数：213 千字
版　　次：1999 年 11 月第 1 版　　2022 年 11 月第 4 版
印　　次：2024 年 4 月第 5 次印刷
标准书号：ISBN 978-7-117-34062-5
定　　价：42.00 元
打击盗版举报电话：010-59787491　E-mail：WQ @ pmph.com
质量问题联系电话：010-59787234　E-mail：zhiliang @ pmph.com
数字融合服务电话：4001118166　E-mail：zengzhi @ pmph.com

修订说明

为服务卫生健康事业高质量发展，满足高素质技术技能人才的培养需求，人民卫生出版社在教育部、国家卫生健康委员会的领导和支持下，按照新修订的《中华人民共和国职业教育法》实施要求，紧紧围绕落实立德树人根本任务，依据最新版《职业教育专业目录》和《中等职业学校专业教学标准》，由全国卫生健康职业教育教学指导委员会指导，经过广泛的调研论证，启动了全国中等卫生职业教育护理、医学检验技术、医学影像技术、康复技术等专业第四轮规划教材修订工作。

第四轮修订坚持以习近平新时代中国特色社会主义思想为指导，全面落实党的二十大精神进教材和《习近平新时代中国特色社会主义思想进课程教材指南》《"党的领导"相关内容进大中小学课程教材指南》等要求，突出育人宗旨、就业导向，强调德技并修、知行合一，注重中高衔接、立体建设。坚持一体化设计，提升信息化水平，精选教材内容，反映课程思政实践成果，落实岗课赛证融通综合育人，体现新知识、新技术、新工艺和新方法。

第四轮教材按照《儿童青少年学习用品近视防控卫生要求》（GB 40070—2021）进行整体设计，纸张、印刷质量以及正文用字、行空等均达到要求，更有利于学生用眼卫生和健康学习。

前　言

《中医护理》第 3 版自 2015 年出版发行以来，被全国各地中等卫生职业学校的护理等专业广泛使用，获得了广大师生的好评。为了服务健康中国建设培养高素质技术技能人才的需求，适应中等卫生职业教育高质量发展的需要，全面落实党的二十大精神进教材，我们进行了《中医护理》教材的改版修订工作。

本教材共分六章，包括绪论、中医护理基础理论、中医护理程序、中医一般护理、药物疗法与护理、常用中医护理技术。本书以案例形式呈现了第 3 版教材的"常见病证护理"内容；增设了"中医一般护理"，期待学生掌握调摄身心、养护生命的理论和方法，指导自身及患者健康生活；完善了实训操作评分标准，规范了学生的操作考试，更贴近中等职业教育对学生应用能力的培养要求。教材每章都设有"工作情景与任务""知识拓展""思考题"模块，还增加了教学课件、自测题、技能操作视频作为数字资源。这些内容既有利于教师的教学需要，又可提高学生自主学习的积极性和兴趣性。希冀通过此次修订，使第 4 版《中医护理》教材语言更精练、内容更准确、结构更合理。

本教材的特点如下：一是对接标准。教材内容对接护理专业教学标准，对接护士执业资格考试大纲，对接护理岗位能力需求，采用考试题型进行自测，让学生更熟悉护士执业资格考试。二是有效衔接。针对当前中职学生的文化知识和专业基础，确立了教材的深浅难易程度适中。三是突出技能。教材详细介绍了常用的中医护理技术，让学生掌握一技之长。四是融合了数字资源，方便学生更加深入、直观地学习。

本教材参考了国内相关教材的部分内容，并得到了各参编院校领导和老师们的大力支持，在此表示衷心感谢。

虽经编写人员努力工作、集体讨论、共同审定，但由于学识水平和编写经验所限，书中难免有不当之处，诚望广大师生批评指正，以利今后进一步完善。

李丽华　张　瑾

2022 年 11 月

目 录

第一章 | 绪论

01章 数字内容

学习目标

1. 具有传承创新中医护理的责任感和使命感。
2. 掌握中医护理的基本特点。
3. 熟悉中医护理在不同历史时期的发展成就。
4. 了解中医护理的形成与发展。
5. 学会将整体观念和辨证施护用于护理工作。

 工作情景与任务

导入情景：

患者,男,76岁,恶寒发热4日。患者于4日前因天气变化受凉后,出现怕冷、鼻塞、流涕、咳嗽、咽痛、无汗,体温38.6℃,次日又感头痛,骨节酸痛,口不渴,二便正常,舌淡红,苔薄白,脉浮。

工作任务：

运用辨证施护的基础知识,分析该病例中的病、证、症。

一、中医护理的发展简史

中医护理学是中医学的重要组成部分,它是以中医理论为指导,运用整体观念对疾病进行辨证施护,结合预防养生、保健康复等措施,对患者及健康人群进行全面照护并施以护理技术,以保障和促进人类健康的一门应用学科。中医护理的起源与发展,与人类的生活、生产实践密切相关,与中医学的发展息息相关,它是建立在自我防护本能的基础上,通过长期的抗病斗争与劳动实践发展起来的独特护理技术。

（一）远古至春秋时期

人类祖先的生活和生存历史,就是个体与疾病作斗争的过程,也是人类尝试、探索、积累、总结医疗和护理知识的历史。

人类和疾病始终是共存的,自从有了人类,就有了人类的卫生保健活动。殷墟出土的甲骨文中已有疾、疥、龋、疟等文字,说明我们的祖先很早就开始了医疗及护理实践。至周代,已有医学分科,如《周礼》将宫廷医生分为疾医、疡医、食医和兽医四大类,负责医疗保健和护理工作,并建立了一套医政组织和医疗考核制度。这一时期,古人不断总结治病的实践经验,寻找治疗疾病的各种有效方法,已有酒剂、按摩、砭法、针刺、火灸、食养、药疗等多种疗法并行于世,为中医护理的起源和发展奠定了基础。

（二）战国至东汉时期

战国至东汉时期,在长期医学经验积累的基础上,《黄帝内经》《难经》《神农本草经》和《伤寒杂病论》四部经典医书问世,为中医护理学的发展奠定了理论基础。

《黄帝内经》包括《素问》和《灵枢》两部分,它系统阐述了人体的结构、生理、病理、疾病的诊断、治疗与预防、养生等问题,奠定了中医学的理论基础,也奠定了中医护理学的理论基础。在生活起居调护方面,提出应"法于阴阳,和于术数,食饮有节,起居有常,不妄作劳";在饮食调护方面,指出"毒药攻邪,五谷为养,五果为助,五畜为益,五菜为充,气味合而服之,以补精益气";在情志护理方面,指出"精神不进,志意不治,故病不可愈"等。

《难经》以问难答疑的形式,讨论了人体的生理、病理、诊断和治疗等多方面的内容,最早提出"奇经八脉"的名称,丰富了经络学说的内容,在脉诊和针灸治疗护理方面内容更为详细。

《神农本草经》是我国现存最早的药物学专著,书中论述了一系列用药的原则和方法,如在服药时间和给药方法上指出"病在胸膈以上者,先食后服药;病在心腹以下者,先服药而后食;病在四肢血脉者,宜空腹而在旦;病在骨髓者,宜饱满而在夜"。对后世中医用药时间的研究与临床应用具有一定的启迪与指导价值。

东汉末年张仲景所著的《伤寒杂病论》,总结了东汉以前众多医家的临床经验,提出了系统的理、法、方、药的辨证论治原则,奠定了中医辨证论治的理论体系,开创了辨证施护的先河。在护理技术操作方面,书中记载了多种途径给药方法,如熏洗法、烟熏法、含咽法、点烙法、坐浴法等,并首创猪胆汁灌肠法;书中对煎药方法,服药注意事项,服药后观察反应及饮食宜忌都有具体的介绍,在大青龙汤、五苓散、十枣汤、大承气汤等方后都注明了护理要求。如服用桂枝汤方后,要喝热稀粥,以助药力,并加盖被子,观察汗出情况,以微似有汗为佳,不可令大汗淋漓。在饮食卫生与护理方面,应注意"所食之味,有与病相宜,有与身为害,若得宜则益体,害则成疾"。在急救护理方面,记载了救猝死、救自缢死、救溺死等急救护理的具体措施。

后汉名医华佗精通内外妇儿针灸各科,尤以外科著称,应用中药麻醉剂——麻沸散,施行外科手术,对中医外科护理学作出了重大贡献。他还提倡积极的体育锻炼,将医疗、护理、体育结合起来,在古代气功导引的基础上模仿虎、鹿、熊、猿、鸟等动物活动的姿态,创立了"五禽戏",开创了我国体育保健的先河。

(三)魏晋至五代时期

魏晋至五代时期是中医护理实践全面发展时期,丰富的医疗实践促进了中医专科护理的发展和提高。

晋代皇甫谧总结秦汉以来针灸方面的成就,编撰了《针灸甲乙经》,系统地整理了人体腧穴,提出分部划线布穴法,阐明临证施针原则、针灸操作方法和针灸禁忌。提出应掌握针刺的时机,根据患者体质、病情轻重,采用不同的刺灸方法,并做到"如临深渊,手如握虎,神无营于众物"。

晋代葛洪编撰的《肘后备急方》是一部以治疗急症为主的综合性医著。书中提出了腹水患者的饮食调护方法:"勿食盐,常食小豆饭,饮小豆汁,鲤鱼佳也";记载了烧灼止血法、压迫止血法、外敷及内服药物止血法等护理操作方法;首创了口对口吹气法抢救猝死患者的复苏术。书中记载的竹板固定伤骨法、捏脊手法等至今仍在使用。尤其是葛洪倡导的间接灸法,促进了后世灸法技术的发展。

隋代巢元方的《诸病源候论》是一部探讨病源证候学的代表性著作。书中除阐述临床疾病的病因学和证候学外,还论述了各种疾病的调护方法,如在外科肠吻合术后的饮食护理方面,指出:"当作研米粥饮之,二十余日,稍作强糜食之。百日后,乃可进饭耳。饱食者,令人肠痛决漏";在妇科护理方面,重视妇女妊娠期间的饮食起居护理与精神调护,强调宜劳逸结合;在儿科护理方面,主张小儿不可穿着过暖,且应常在户外活动。

唐代孙思邈著有《备急千金要方》和《千金翼方》,系统地总结了唐以前的医论、医方、诊法、治疗、食养、导引等内容。书中"大医习业"与"大医精诚"两篇专论医德,告诫医护人员对患者要有高度的同情心和责任心。书中首次提出了葱管导尿术、药物灌肠及药物直肠吹入法,并首次采用蜡疗及热疗法对骨关节脱位后的患者进行护理。

唐代王焘编撰的《外台秘要方》是一部综合性医著,汇集初唐及唐以前的医学著作。书中论述了对伤寒、肺痨、疟疾、天花、霍乱等传染病的病情观察、饮食护理和生活起居照护。如对消渴患者的病情观察中注意到消渴证的尿是甜的,要采用食疗法,强调饮食及生活起居禁忌的调护。

刘涓子撰、龚庆宣整理的《刘涓子鬼遗方》是我国现存最早的外科专著。书中详细论述了痈疽的鉴别和辨证治疗经验,开创了外科内治的全新思路,收载了多种剂型的外用方药及灸、针、烙、浴等治疗护理方法,强调术后饮食护理和精神护理的重要性,如在腹部术后的护理中指出"十日之内,不可饱食频食而宜少,勿使病人惊,惊则煞人"。

唐代蔺道人的《仙授理伤续断秘方》在创伤护理方面,提出了无菌消毒的观点,并记载了外伤冲洗、敷药、包扎、固定、换药等多种创伤护理操作技术,为中医无菌技术操作奠定了基础。

中医的别称

一是岐黄。《黄帝内经》是轩辕黄帝与其臣子岐伯讨论医学的专著,其文简而意博,其理深奥有趣,是我国现存较早的一部医学文献。出于对黄帝、岐伯的尊崇,后世把"岐黄"作为中医的代称。

二是青囊。《史记》记载名医华佗被杀前,为报一狱吏酒食侍奉之恩,曾将所用医书装满一青囊送与他。华佗死后,狱吏亦行医,使华佗的部分医术流传下来。所以,"青囊"也成了中医的代称。

三是杏林。相传三国时期名医董奉为人治病,不收诊金,只要求其康复之后,根据自己病情轻重来种植杏树,日久蔚然成林,后世也把"杏林"作为中医的象征。

四是悬壶。传说河南汝南的费长房向一卖药老者学修仙之道,待其术精业成时,辞师出山,又得老者赠壶传竹杖,从此悬壶行医。从此医生腰间和诊所前悬系的葫芦,便成了中医的标志。

(四)宋金元时期

宋金元时期是经济和科学技术发展的高峰期,《四库全书总目提要·子部·医家类》指出:"儒之门户分于宋,医之门户分于金元。"这一时期,医学流派纷呈,在理论与实践上独树一帜的有刘完素、张从正、李杲、朱震亨,被后人誉为"金元四大家"。如以刘完素为代表的"寒凉派",认为六气皆能化火,五志过极也可化热,重顺四时以养生,提倡用农畜菜果进行食养,而不徒持药石;以张从正为代表的"攻下派",反对滥用补法,强调"养生当论食补",重视情志护理,采用以"形逗乐解妇愁",其在《儒门事亲》中提出"过爱小儿反害小儿",强调小儿应"薄衣淡食""少欲寡怒",并记载了以坐浴疗法治疗脱肛的护理操作方法;以李杲为代表的"补土派"重视对脾胃的调护,强调顺应四时、起居有时、饮食有节、淡泊情志、劳逸结合以顾护胃气;以朱震亨为代表的"滋阴派"重视老年人的保健护理及疾病的饮食调护等。

(五)明清时期

明清时期,中医护理学的理论与实践更加充实,逐渐向独立完整的体系发展。如王肯堂在《证治准绳》中介绍了创伤缝合术后的护理方法;李时珍的《本草纲目》详细记载了 16 世纪前中医药护理经验,为后世研究饮食及用药护理提供了重要的理论依据;张景岳的《景岳全书·妇人规》中,从产妇的起居、衣着、室温、饮食及环境等方面提出了护理方法;吴有性的《温疫论》在"论食""论饮""调理法"专篇中,分别详细论述了对传染病患者的护理要求;陈实功的《外科正宗·痈疽》在"调理须知""杂忌须知"专篇中,详细介绍了疮疡的护理原则与方法;亟斋居士的《达生篇》详细介绍了产前、临产与产后的护理方法;

叶天士的《临证指南医案》对老年病的护理做了具体论述;钱襄所著的《侍疾要语》记载了生活起居护理、饮食护理和老年患者护理方法。

（六）近代及现代

十九世纪中叶以后,随着西方科技和文化的传入,西方医学在我国广泛流传和渗透,中医学融入了一些新的理念,出现了中西汇通和中医科学化思潮,但中医学的整体发展较为缓慢。

中华人民共和国成立后,中医事业得到了蓬勃发展,中医护理工作也受到了重视,建立了专门的中医护理队伍,并得到日益壮大。1958 年,江苏省中医院创办了全国第一所中医护士学校,南京出版了第一本中医护理专著《中医护理学》。1983 年,卫生部中医司委托湖南中医学院第一附属医院、南京中医学院附属医院、中医研究院共同起草了《中医各科疾病护理常规和技术操作规程》(讨论稿),于次年又组织修改、审定,于 1985 年出版为《中医护理常规和技术操作规程》。继全国各地成立了中医护校或在中医院设立护理专业之后,1985 年北京中医药大学在全国率先成立了中医护理系,开始招收中医护理专业的大学生,中医护理教育事业也因此得到迅速发展。

二、中医护理的基本特点

中医护理的理论体系是经过长期反复的临床实践,在唯物论和辩证法思想指导下逐步形成的,其独特的理论体系有两个基本特点,即整体观念和辨证施护。

（一）整体观念

整体是指统一性、完整性及联系性。中医护理学非常重视人体自身的完整性及人与自然环境、社会环境的统一性和联系性,认为人与自然界息息相关,人与社会环境关系密切。这种机体自身的整体性与内外环境的统一性的思想,称为整体观念。整体观念作为中医学的方法论和指导思想,贯穿于整个中医理论体系之中。

1. 人体是一个有机的整体　中医学认为人体是以五脏为中心,结合六腑、形体、官窍,构成"脏－腑－体－窍"五大功能系统。如"心－小肠－脉－舌"构成"心系统","肺－大肠－皮－鼻"构成"肺系统","脾－胃－肉－唇"构成"脾系统"等。每个功能系统都以五脏为中心,以心为最高统帅,通过经络相互联系,构成一个有机的整体,从而使其在生理上相互联系,病理上相互影响,因而在诊断、治疗和护理时,必须从整体出发,才能诊断明确、治疗得法、护理得当。如患者口舌生疮,又有尿赤、尿痛等症状,需从人的整体进行分析,根据"心系统",心开窍于舌,心与小肠相表里,心火亢盛可导致心火炎上,出现口舌生疮,心火下移小肠,则出现尿赤、尿痛。因此,临床上除进行口腔局部护理外,还需采用清心泻火药直击病源,才能收到更好的效果。

2. 人与自然环境的统一性　中医学认为,人与自然界息息相关,自然界的运动变化,会直接或间接地影响人体,使人体产生相应的生理和病理反应。人类适应自然环境的能力是有限度的,若气候的异常变化,超过了人体的适应能力,或人体调节功能失常,不能适应自然环境变化,就会发生疾病。因此,在治疗和护理时,强调"三因制宜"原则,即因时、因地、因人制宜。如夏季,人体腠理开泄,表现为脉浮、汗多、少尿,护理时应注意其所居之地,不可过度发汗;冬季,腠理致密,表现为脉沉、汗少、多尿,护理时尤应注意保暖。

3. 人与社会环境的和谐性　人生活在社会之中,社会环境的变化,对人的生理病理都会产生影响。良好的社会环境,融洽的人际关系,有利于心身健康;否则可使人精神压抑或紧张恐惧,安全感与稳定感低下或缺失,导致身心疾病的发生。所以,人生活在复杂的社会环境中,必须不断自我调节,与之相适应,才能维持生命活动的稳定、平衡和协调,即人与社会环境的和谐性。

(二)辨证施护

辨证施护是将望、闻、问、切四诊所收集的有关病史、症状和体征等资料,加以分析、综合,辨别疾病的证型,从而进行护理的过程。辨证是决定护理方法的前提和依据;施护是解决护理问题的手段和方法,是辨证的最终目的。

症、证、病是三个不同的概念,三者之间既有联系,又有区别。症,即症状和体征,是疾病的临床表现,如某些主观感觉到的不适,或者医生检查患者所获得的结果,是辨证的依据,如发热、怕冷等。证,即证候,是机体在疾病发展过程中某一阶段各种症状和体征的概括,它包括了疾病的部位、病因、病机,是辨证的结论,如虚证、热证等。病,即疾病,是指有病因、病机、发病形式、发展变化及转归预后一定规律的病理全过程,如中风、消渴等。

由于一个疾病的不同阶段可以出现不同的证候,而不同的疾病有时在其发展过程中也可以出现相同的证候。因此,同一个疾病由于证候不同,其护理原则和方法也不同;而不同的疾病只要出现相同的证候,就可以采用相同的护理原则和方法,这就是中医的"同病异护"和"异病同护"的道理所在。

"同病异护"是指对同一疾病,由于发病的时间、地域不同,患者体质的差异,或疾病处于不同的发展阶段所表现出的不同证候,应采用不同的护理原则、护理措施与护理方法。如感冒有风寒感冒与风热感冒的不同,若见恶寒、发热、无汗、头身痛、痰稀色白,当辨为风寒感冒,宜选用辛温解表的护理原则;若见发热、微恶风寒、汗出、咽喉肿痛、痰稀色黄,当辨为风热感冒,宜选用辛凉解表的护理原则与方法。

"异病同护"是指不同的疾病,只要出现了相同的证候,就可采用相同的护理原则、护理措施与护理方法。如胃下垂、子宫下垂、脱肛是不同的疾病,若均表现为中气下陷的证候,都可采用补中升提的护理原则与方法。

三、中医护理的学习方法

经过历代医家的临床实践和经验积累,中医护理在中医学中占有十分重要的地位,贯穿于疾病治疗的全过程。治疗可使病情得到治愈、缓解和控制,而疗效的维持必须以护理工作为依托。"三分治,七分养"是对护理工作重要性的高度概括。中医护理中的针灸、推拿、拔罐、刮痧等是行之有效的护理技术与方法,但其基础理论知识难理解、难记忆、难掌握,因此在学习中医护理课程时,要做到以下几个方面:

(一)正确对待两种医学理论体系

中医学与现代医学是两种不同的医学理论体系,学习中医基础理论时,可结合现代医学知识,但不能生搬硬套,更不能将二者对立起来,而应兼收并蓄,取长补短,促进两种医学理论体系的发展。

(二)要熟记中医护理基本内容

中医基础理论是中医护理的基础,掌握阴阳五行的概念与基本内容、脏腑的生理功能、经络的概念与主要内容、病因、方药的基本知识、常用腧穴等,对中医常见疾病的护理有着重要的作用。

(三)善于运用分析、推理、综合的方法

学习中医护理,要掌握中医学的思维方法,灵活运用所学的中医基础理论知识,分析证候特点,制订护理原则。

(四)掌握基本操作技能

中医护理是一门实践性很强的学科,学习时要理论联系实际,对于针灸、推拿、拔罐、刮痧等中医护理基本技能要反复练习,正规操作,不断进行临床实践,将中医护理的基本理论、基本知识和基本技能灵活运用于临床。

> **章末小结** 本章的学习重点是中医护理的基本特点。本章的学习难点为正确理解整体观念和辨证施护。在学习过程中注意树立对中医药的正确认识,精进技艺,以更好地发挥中医护理优势,为人民健康服务。

(李丽华)

 思考题

1. 如何理解中医护理的整体观念?
2. 如何理解中医护理的辨证施护?

第二章 | 中医护理基础理论

02章 数字内容

1. 具有救死扶伤,关心关爱患者的职业素养,树立"人与自然命运共同体"与"顺应自然"的人文理念。
2. 掌握阴阳、五行、六淫、七情的概念;五脏六腑的生理功能;气的生成、功能和分类。
3. 熟悉阴阳五行学说的基本内容;血和津液的生成、运行和功能;六淫的致病特点。
4. 了解阴阳五行学说在中医学中的应用;奇恒之腑的生理功能及脏腑之间的关系;气、血、津液之间的关系;痰饮、瘀血的病证特点。
5. 学会将阴阳五行学说,藏象学说,气、血、津液的理论运用到中医疾病的诊断、治疗与护理中;"以象测藏"及"察外知内";分析疾病病因,正确进行"辨证求因"。

 工作情景与任务

导入情景:

患儿,女,8岁。高热、咳嗽、气促2日,大汗、肢冷1小时。病史:患儿2日前晚上开始咳嗽、咽痛,继而高热,体温40.2℃,持续不退,伴咳喘气粗,痰黄稠,面红,烦躁不安,口渴喜冷饮。医生诊断为"支气管肺炎"。收住院治疗后患儿仍高热不退,咳喘不减。上午9时开始患儿出现大汗淋漓,继而面色苍白,四肢厥冷。查体:舌青紫,脉沉微细欲绝,血压70/40mmHg。

工作任务:

1. 请根据患儿的临床表现分析其入院时和目前的证候。

2. 试用阴阳学说的基本内容阐释患儿的病情变化过程。

阴阳五行学说是古人用以认识和解释自然的一种世界观和方法论,是朴素的唯物论和辩证法思想,属于中国古代哲学范畴。

我国古代医家,在长期医疗实践的基础上,将阴阳五行学说应用于医学领域,用以说明人体的生理功能和病理变化,并指导临床诊断、治疗与护理,成为中医学的指导思想和理论方法。

第一节　阴阳五行学说

一、阴 阳 学 说

阴阳学说,是研究阴阳的内涵及其运动变化规律,并用以阐释宇宙万物的发生、发展和变化的一种古代哲学理论。

(一)阴阳的基本概念

阴阳是对自然界相互关联的事物或现象对立双方属性的概括。它既可代表两个相互对立的事物,也可代表同一事物或现象内部相互对立的两个方面。如白昼与黑夜,温热与寒冷,动与静等。阴阳最初的含义是指日光的向背而言,即向日光者为阳,背日光者为阴,后来人们将阴阳的含义引申到用以阐释气候、方位、时间、运动状态等所有对立统一的事物或现象。阴阳属性归类见表2-1-1。

表2-1-1　阴阳属性归类

属性	空间方位						时间	季节	温度	湿度	亮度		运动状态			
阳	上	外	左	南	天		昼	春夏	温热	干燥	明亮	升	动	兴奋	亢进	化气
阴	下	内	右	北	地		夜	秋冬	寒凉	湿润	晦暗	降	静	抑制	衰退	成形

事物的阴阳属性不是绝对的,而是相对的。其相对性表现为:一是在一定条件下,阴阳可以相互转化,即阴可以转化为阳,阳也可以转化为阴,如疾病由寒证转化为热证,热证转化为寒证。二是在阴阳之中,可以再分阴阳,即阴中含有阴阳,阳中也含有阴阳,如昼为阳,上午为阳中之阳,下午则为阳中之阴;夜为阴,前半夜为阴中之阴,后半夜则为阴中之阳。

(二)阴阳学说的基本内容

阴阳学说的基本内容,包括阴阳对立制约、阴阳互根互用、阴阳消长平衡和阴阳转化四个方面。

1. 阴阳对立制约　阴阳对立制约是指相互对立的阴阳双方在其运动变化过程中存

在着相互斗争、相互制约的关系。阴阳双方在对立斗争中相互制约,维持事物或现象内部及其相互之间的动态平衡,即"阴平阳秘"。反之,如果这种动态平衡状态被破坏,即"阴阳失调",就会导致疾病的发生甚至死亡。正如《素问·生气通天论》所言:"阴平阳秘,精神乃治,阴阳离决,精气乃绝。"

2. 阴阳互根互用　阴阳互根是指阴阳双方具有相互依存、互为根本的关系,即阴阳双方均以对方的存在为自己存在的前提和条件,任何一方都不能脱离另一方单独存在。如上为阳,下为阴,没有上就无所谓下,没有下也就无所谓上。所以说,阴依存于阳,阳依存于阴,没有阴就无所谓阳,没有阳也无所谓阴。

阴阳互用是指阴阳双方具有相互资生、促进、助长的关系。《素问·阴阳应象大论》言:"阴在内,阳之守也;阳在外,阴之使也。"即是对阴阳互根互用的高度概括。

3. 阴阳消长平衡　阴阳消长平衡是指阴阳双方并不是静止不变的,而是不断处于"阴消阳长"或"阳消阴长"的运动变化之中,维持着阴阳之间的相对平衡。以四时气候变化而言,从冬经春至夏,气候由寒逐渐转热,即是"阴消阳长"的过程;由夏经秋至冬,气候由热逐渐转寒,这是"阳消阴长"的过程。

阴阳的消长在一定限度内维持着动态的平衡状态,才能推动事物的正常发展和维持人体正常的生命活动。如果这种消长超出一定的限度,不能保持相对平衡,就会出现阴阳失调,在自然界就会形成灾害,在人体则会出现阴阳偏胜、偏衰的状态。

4. 阴阳转化　阴阳转化是指阴阳对立的双方,在一定条件下可以各自向其相反的方向转化,即阴转化为阳,阳转化为阴。如人体的病证,可由属阳的热证转化为属阴的寒证,也可由属阴的寒证转化为属阳的热证。

阴阳的转化是有条件的,这种条件就是"重"或"极",即"物极必反"。没有这一条件,就不可能实现阴阳的转化。如《素问·阴阳应象大论》所言:"重阴必阳,重阳必阴""寒极生热,热极生寒"。阴阳转化实际上是阴阳消长发展到一定阶段,事物属性从量变发展到质变的结果。

(三)阴阳学说在中医学中的应用

1. 说明人体的组织结构　根据阴阳对立统一的观点,人体是一个有机整体,人体内部充满着阴阳对立统一的关系。人体组织结构的阴阳划分见表2-1-2。

表 2-1-2　人体组织结构的阴阳划分

属性	人体部位				脏腑	
阳	上部	体表	六腑	心肺		心
阴	下部	体内	五脏	肝脾肾		肺

2. 说明人体的生理功能　人体正常的生理活动,是阴阳双方对立统一、协调平衡的结果。人体内功能属阳,物质属阴,即组织器官、精、气、血、津液等形质属阴,其生理功能

属阳,因此物质与功能之间的关系,正是阴阳对立统一关系的体现。人体各种功能活动(能量)的产生,要消耗一定的营养物质,而体内各种物质的新陈代谢,又必定消耗一定的能量,在这种阴阳消长的动态平衡中,保证人体正常生理功能的发挥,即"阴平阳秘"。如果这种阴阳平衡的状态遭到破坏,人体将会产生疾病甚至死亡。

3. 说明人体的病理变化　阴阳学说认为,在人体复杂的生理活动中,阴阳的对立、互根、消长、转化保持着协调平衡关系,这是维持人体正常生命活动的基本条件,而一切疾病的发生均是阴阳失调的结果。如阴或阳中任何一方高于正常水平,可导致另一方的相对不足而发病,即《素问·阴阳应象大论》所言:"阳胜则热,阴胜则寒"。反之,阴或阳任何一方的不足,可导致另一方的相对亢盛而发病,如《素问·调经论》言:"阳虚则外寒,阴虚则内热。"此外,由于阴阳互根,当阴阳任何一方虚损到一定程度时,也常可导致对方的不足,即所谓"阴损及阳""阳损及阴",甚则出现"阴阳俱虚"。因阴阳失调而出现的病理现象,在一定的条件下可向各自相反的方向转化,即阴证可以转化为阳证,阳证可以转化为阴证。

4. 用于疾病的诊断　疾病的临床表现错综复杂,千变万化,但都可以用阴证或阳证加以概括。诊察疾病时,运用阴阳两分法,便于抓住疾病的本质。证候阴阳属性归类见表2-1-3。

表2-1-3　证候阴阳属性归类

属性	色泽	语声	呼吸	动静	脉象	八纲辨证
阴证	晦暗	低微无力	气弱无力	蜷缩静默	沉小细涩	里证、虚证、寒证
阳证	鲜明	高亢洪亮	气粗有力	躁动不安	浮大洪滑	表证、实证、热证

5. 用于确立疾病的治疗和护理原则　正常人体处于阴阳平衡的健康状态,当人体内阴阳失调就会导致疾病的发生,因此,治疗和护理的基本原则就是调整阴阳,泻其有余,补其不足,使其重新恢复阴阳的相对平衡状态。具体应用中,阴阳偏胜的实证采用"泻其有余"的治则,阴偏胜之实寒证用温热药治疗,即"寒者热之",阳偏胜之实热证用寒凉药治疗,即"热者寒之"。阴阳偏衰之虚证用"补其不足"的治则,阴偏虚所致虚热证治以补阴,即"壮水之主,以制阳光",阳偏虚所致虚寒证治以扶阳,即"益火之源,以消阴翳"。在护理方面,阳胜而热者选择清凉的护理环境,阴胜恶寒者选择温热的护理环境。

6. 归纳药物的性能　阴阳也可用来概括药物的性能。药物的性能包括四气、五味、升降浮沉,均可用阴阳来归纳说明(表2-1-4)。在临床治疗、护理中,根据疾病阴阳盛衰的情况,结合药物的阴阳属性来调整阴阳,使其恢复阴阳相对平衡,从而达到治疗疾病的目的。

表 2-1-4　药物性能的阴阳属性

药物性能	属阴	属阳
四气	寒、凉	热、温
五味	酸、苦、咸	辛、甘
升降浮沉	沉、降	升、浮

7. 用于指导养生防病　中医学认为,疾病的本质就是阴阳失调。因此,疾病治疗、预防与养生的基本原则就是调整阴阳,补其不足,泻其有余,使阴阳重新恢复相对平衡的状态。中医学主张顺应自然界阴阳消长规律来调节机体阴阳变化,保持人与自然的协调统一,可以祛病延年。如自然界春夏为阳气所主,秋冬为阴气所主,人的养生活动,无论是精神调摄、饮食起居,还是自我保健等方面,都应重视春夏养阳,秋冬养阴,以顺应四时的变化,使阴阳"以平为期"。

二、五 行 学 说

五行学说,是以木、火、土、金、水五种物质的特性及运动变化规律来阐释宇宙万物的运动变化及其相互关系的一种世界观和方法论。

(一)五行的基本概念

"五"指构成物质世界的木、火、土、金、水五类基本物质。"行"指运动变化。五行指木、火、土、金、水五类物质属性及其运动变化。

(二)五行学说的基本内容

1. 五行的特性　中医学中的五行已经超越了木、火、土、金、水这五种物质本身,它是人类在对这五种物质朴素认识的基础上,从中抽象、演化而成的用以阐释自然界各种事物或现象及其相互关系的五类基本属性。

(1)木的特性:"木曰曲直"。"曲直"是指树木枝条具有生长、屈伸、向上、向外舒展的特性,引申为凡具有生长、升发、条达、舒畅等性质或作用的事物和现象,均归属于木。

(2)火的特性:"火曰炎上"。"炎上"是指火具有温热、上升的特性,引申为凡具有温热、升腾、光明等性质或作用的事物和现象,均归属于火。

(3)土的特性:"土爰稼穑"。"稼穑"是指庄稼的播种和收获,土具有播种和收获庄稼,生长万物的作用,引申为凡具有生化、承载、受纳等性质或作用的事物和现象,均归属于土。

(4)金的特性:"金曰从革"。"从革"是指顺从、变革的意思,指金具有清洁、肃降、收敛的特性,引申为凡具有清洁、肃降、收敛等性质或作用的事物和现象,均归属于金。

(5)水的特性:"水曰润下"。"润下"是指水具有滋润、寒凉、向下的特性,引申为凡具有滋润、寒凉、向下、闭藏等性质或作用的事物和现象,均归属于水。

2. 事物属性的五行归类 古人以五行的特性为依据,运用取象比类和推演络绎的方法,将自然界的各种事物和现象,以及人体脏腑组织生理、病理现象分别归属于五行之中,借以阐述人体脏腑组织之间的复杂联系及其与外界环境之间的相互关系。自然界、人体五行属性归类见表2-1-5。

表2-1-5 自然界、人体五行属性归类

自然界						五行	人体					
五味	五色	五化	五气	五方	五季		五脏	五腑	五官	五体	五志	五液
酸	青	生	风	东	春	木	肝	胆	目	筋	怒	泪
苦	赤	长	暑	南	夏	火	心	小肠	舌	脉	喜	汗
甘	黄	化	湿	中	长夏	土	脾	胃	口	肉	思	涎
辛	白	收	燥	西	秋	金	肺	大肠	鼻	皮毛	悲	涕
咸	黑	藏	寒	北	冬	水	肾	膀胱	耳	骨	恐	唾

五行学说以天人相应为指导思想,以五行为中心,以空间结构的五方、时间结构的五季、人体结构的五脏为基本框架,将人体的生命现象与自然界的事物和现象联系起来,形成了联系人体内外环境的五行结构系统,用以说明人体及人与自然环境的统一性。

3. 五行的生克乘侮

(1)相生:生,即资生、助长、促进之意。相生是指五行之间某一行对另一行具有资生、促进的作用。五行相生的规律和次序为木生火,火生土,土生金,金生水,水生木。生我者为母,我生者为子。如木生火,则木为火之母,火为木之子。

(2)相克:克,即制约、克制之意。相克是指五行之间某一行对另一行的制约作用。五行相克的规律和次序为木克土,土克水,水克火,火克金,金克木。在相克关系中,任何一行都有"我克"和"克我"两方面的关系,"我克"者为我"所胜","克我"者为我"所不胜"。如木克土,木是土的"所不胜",土是木的"所胜"。

(3)制化:制,制约、克制。化,即化生、变化。五行制化是指五行之间既相互资生,又相互制约,即五行之间生中有克,克中有生,通过这种生克制化关系,防止各行的太过与不及,以维持和促进事物的平衡协调和发展变化。

(4)相乘:乘,即乘虚侵袭的意思。相乘是指五行中某一行对其所胜一行的过度克制。五行相乘的次序与相克一致,即木乘土,土乘水,水乘火,火乘金,金乘木。

(5)相侮:侮,即欺侮,有恃强凌弱之意。相侮是指五行中某一行对其所不胜一行的反克,五行相侮的次序与相克相反,即木侮金,金侮火,火侮水,水侮土,土侮木。

相乘和相侮是五行之间的异常相克现象。相乘和相侮均因五行中的任何一行太过或不及所引起,二者也可同时发生。如木过强时,既可以乘土,又可以侮金;木虚时,既可以

受到金乘,又可以受到土的反侮。

(三)五行学说在中医学中的应用

1. 归属人体的组织结构　中医学运用了五行类比联系的方法,根据脏腑组织的性能和特点,将人体的组织结构分属于五行,见表2-1-5。

2. 说明五脏的生理功能　五行学说将人体的五脏分别归属于五行,以五行的属性来概括说明五脏的生理功能。木有生长升发、枝叶条达的特性,肝喜条达而恶抑郁,具有疏泄的功能,故肝属木;火性温热炎上,心阳温煦,故心属火;土性敦厚,生化万物,脾运化水谷,为气血生化之源,故脾属土;金性清肃、收敛,肺气肃降,故肺属金;水性滋润、下行、闭藏,肾藏精、主水,故肾属水。

3. 说明五脏间的相互关系

(1) 说明五脏相生关系:肝木藏血以济心,心火之热以温脾,脾土之谷以充肺,肺金清肃下行以助肾水,肾水之精以养肝。

(2) 说明五脏相克关系:肝木之条达,可疏泄脾土之壅郁;脾土之运化,可防止肾水泛滥;肾水之滋润,可防止心火之亢盛;心火之阳热,可制约肺金清肃太过;肺金清肃下行,可抑制肝阳之上亢。

4. 说明五脏病变的相互影响　脏腑病变的相互影响和传递,谓之传变,即本脏之病可以传至他脏,他脏之病亦可以传于本脏。从五行规律来说,病理上的传变主要体现于五行相生的母子关系及五行相克的乘侮关系。按相生关系的传变:如肾病及肝称"母病及子",肝病犯肾称"子病犯母";按相克关系的传变:如肝病传脾称"木乘土",脾病及肝称"土侮木"。

5. 用于疾病的诊断　五行学说根据五脏与五色、五味等在五行分类归属上的联系,结合临床四诊收集的资料,根据五行所属及其生克乘侮规律来推断病情或作出诊断。如面见青色,喜食酸味,两胁胀痛,脉弦,即可诊为肝病;面见赤色,口味苦,舌尖红或糜烂,脉洪或数,则可诊为心火亢盛;而脾虚患者,面色见青,口泛酸水,则可诊为肝木乘土,即肝脾不和证。

6. 用于治疗与护理　五行学说用于治疗和护理方面,主要在于控制疾病的传变,确定治疗和护理原则两方面。运用五行生克乘侮关系可以推断和概括疾病的传变规律,并能确定预防性治疗原则和护理措施。

(1) 控制疾病传变:疾病的传变,常是一脏受病而波及他脏,或他脏受病而传及本脏。在临床上除对本脏之病进行治疗和护理外,还应根据五行的生克乘侮规律来调整各脏腑之间的关系,以防止疾病的传变。如肝有病,因木旺易传脾,临床则常采用健脾护胃的方法,防止其传变,即《金匮要略》所言:"见肝之病,知肝传脾,当先实脾"。

(2) 确定治疗和护理原则:临床上常依据五行的生克规律来确定治疗、护理原则。

根据相生规律采用"补母"或"泻子"的方法,即"虚则补其母,实则泻其子"。常用治法有滋水涵木法、培土生金法、益火补土法、金水相生法等。如滋水涵木法,即补益肝肾法,是通过滋补肾阴来养肝阴的方法,用于肝肾阴虚或肝阳上亢证。

根据相克规律采用"抑强"或"扶弱"的方法,常用治法有抑木扶土法、培土制水法、佐金平木法、泻火补水法等。如抑木扶土法,即疏肝健脾法,用于木旺乘土或土虚木乘证。

第二节　藏　象　学　说

 工作情景与任务

导入情景:

患者,女,35岁。2个月前与邻居口角后,胸闷胁胀,善太息,未经治疗,病情逐渐加重。来诊时症见胸胁、乳房、少腹胀闷窜痛,情志抑郁,咽部有异物感,吐之不出,咽之不下,经行腹痛,苔薄白,脉弦。

工作任务:

1. 判断该患者病变的脏腑。

2. 尝试运用藏象理论分析上述症状产生的原因。

藏,指藏于体内的内脏;象,是表现于外的生理、病理现象;藏象合指藏于体内的内脏所表现于外的生理和病理现象。正如张景岳在《类经》中所说:"象,形象也。藏居于内,形见于外,故曰藏象。"内脏虽隐藏在体内,但其生理功能、病理变化在外均有一定的征象,故临床可以通过"以象测藏""察外知内"了解脏腑情况。藏象学说是通过对人体生理、病理现象的观察,结合脏腑与形体、诸窍的关系,以及脏腑和自然界的关系,研究人体脏腑生理功能、病理变化及诊断、治疗规律的学说。"藏象"一词表述了中医藏象学说赖以形成的独特方法,中西医脏器概念不同,其原因正在于研究方法上的差异。中医学按脏腑的形态结构和生理功能特点,将脏腑分为五脏、六腑、奇恒之腑三类。

一、五　脏

五脏,即心、肺、脾、肝、肾的合称。五脏的生理功能是化生和贮藏精气。五脏的生理特点是"藏而不泻""满而不实"。

(一)心

心位于胸腔之内,两肺之间,膈膜之上,形如倒垂未开之莲蕊,外有心包护卫。

1. 主要生理功能

(1)心主血脉:指心气推动血液在脉管中运行,流注全身,发挥营养和滋润作用,包括心主血和心主脉两个方面。心主血一方面是指心气推动和调控血液运行,输送营养物质于全身各脏腑形体官窍的作用;另一方面是心生血,即饮食水谷经脾胃运化生成水谷精微,其化为血液,离不开心阳的作用。心主脉是指心气推动和调控心脏的搏动,维持脉道通利的作用。血液的正常运行必须以心气充沛、血液充盈、脉管通利为基本条件。心主血脉的功能是否正常,可以从胸部感觉、面色、舌色、脉象反映出来。心主血脉功能正常,则面色红润有光泽,舌质淡红,脉和缓有力,胸部舒畅。若心气不足,可见心悸怔忡,胸闷气短,面色无华,舌质淡,脉虚无力;若心脉痹阻,可见心胸部憋闷刺痛,面色紫黯,舌质青紫或瘀斑、瘀点,脉涩或结代等。

(2)心主神明:也称心藏神,指心具有主宰人体五脏六腑、形体官窍等生命活动和意识、思维等精神活动的功能。神有广义和狭义之分,广义的神指整个人体生命活动的主宰及其外在表现;狭义的神指人的意识、思维、情志等精神活动。心通过主宰人的精神活动,协调五脏功能,被称为"五脏六腑之大主"。血是神志活动的物质基础之一,故心主血脉和心主神志密切相关。如心血不足,则心神失养,可见精神恍惚、心悸失眠等症;心神异常,亦可影响心主血脉的功能。

2. 心与体、窍、志、液的关系

(1)心在体合脉,其华在面:心在体合脉,指全身的血脉都统属于心,心脏不停地搏动,推动血液在脉中循行。其华在面,是指心的生理功能是否正常,可以从面部的色泽变化显露出来。如心气旺盛,血脉充盈,则面色红润有光泽;若心气不足,可见面色淡白;心火亢盛,面色红赤;心血瘀阻,则见面色晦滞。

(2)心开窍于舌:是指舌为心之外候,也称"舌为心之苗"。舌的主要功能是主司味觉,表达语言,均有赖于心主血脉和主神明的生理功能。心的生理功能正常,则舌体荣润,柔软灵活,味觉灵敏,语言流利。若心血不足,则舌淡;心火上炎,可见舌红生疮;心血瘀阻,可见舌质紫黯或有瘀斑。若心主神明的功能失常,可见舌强、语謇,甚或失语等。

(3)心在志为喜:喜是心对外界刺激应答而产生的良性情志反应,有益于心主血脉的生理功能,但不宜太过,否则容易损伤心神。如《素问·调经论》说:"神有余则笑不休,神不足则悲。"

(4)心在液为汗:汗为津液经阳气蒸化后,由汗孔排于体表的液体。心气、心血为汗液化生之源,故称心在液为汗。若汗出过多,津液大伤,必然耗及心气、心血,出现心悸等症。故有"汗血同源"和"汗为心之液"之说。此外,汗液的生成与排泄又受心神的主宰与调节,故情绪激动时可见汗出现象。

【附】心包络

心包络是心脏外面的包膜,简称心包,具有保护心脏的作用。若外邪侵犯心时,心包络当先受病,故心包络有"代心受邪"之功。后世医家将外感热病中出现的神昏、谵语等称为"热入心包"或"痰热蒙蔽心包"。

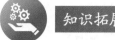

失眠与心藏神理论的相关性

失眠又称"不寐",主要表现为不易入睡或睡而易醒,甚至彻夜不眠。长期失眠容易导致记忆力减退、免疫力低下,增加心脑血管疾病发生的风险,从而影响工作、学习和生活。《素问·灵兰秘典论》中指出:"心者,君主之官,神明出焉"。因此,历代医家对失眠、多梦等疾患,多从心论治,认为失眠的病位主要在心,辨证治疗当以养心安神为基本思路。

(二)肺

肺位于胸腔,上通喉咙,左右各一。

1. 主要生理功能

(1)肺主气,司呼吸:肺主气包括主呼吸之气和主一身之气两个方面。

肺主呼吸之气指通过肺的呼吸作用,呼浊吸清,吐故纳新,实现体内外气体的交换。肺主呼吸的功能,有赖于肺的宣发、肃降运动。如肺的宣降运动协调有序,则呼吸调匀通畅。若邪气犯肺,宣发肃降失调,则出现胸闷、咳嗽、气喘等。

肺主一身之气指肺具有主司一身之气的生成和调节两个方面的功能。在气的生成方面,主要与宗气的生成有关,宗气是由肺吸入的清气和脾胃运化的水谷之精气构成。在气机调节方面,肺通过有节律的呼吸,调节气的升降出入运动。若肺的呼吸功能异常,不仅影响宗气的生成,使得一身之气的生成不足,出现声低气怯、短气不足以息等症;而且影响一身之气的敷布和气机的调节,导致各脏腑之气的运动失调。

(2)肺主宣发、肃降:宣发和肃降是肺气的两种运动形式,宣发是指肺气具有向上升宣和向外布散的趋势;肃降是指肺气具有向下和向内运动的趋势。

肺主宣发的生理功能表现在以下几个方面:①呼出体内浊气;②将脾转输至肺的水谷精微和津液向上向外布散于全身;③宣发卫气,调节腠理开阖,并将津液化为汗液排出体外。若肺失宣发,可见呼吸不畅、胸闷喘咳、鼻塞和恶寒无汗等症状。

肺主肃降的生理功能表现以下几个方面:①吸入自然界清气;②将脾转输至肺的水谷精微和津液向内向下布散,下输于肾,形成尿液;③肃清肺和呼吸道内的异物,保持呼吸道洁净、通畅。若肺失肃降,可见呼吸短促、喘息、咳痰等症状。

(3)肺主通调水道:指通过肺气宣发肃降对津液的输布、运行、排泄进行疏通和调节。由于肺在五脏六腑中位置最高,故称肺为"水之上源"。如肺通调水道功能正常,则体内水液可正常输布和排泄;若肺失宣降,水道失于通调,则可致津液代谢障碍,出现痰饮、尿少、水肿等病理变化。

提壶揭盖法

提壶揭盖法属于中医特殊疗法,是采用宣肺或升提之方药通利小便的方法。名医朱丹溪医案记载:"一人小便不通……此积痰在肺,肺为上焦,膀胱为下焦,上焦闭则下焦塞。如滴水之器,必上窍通而后下窍之水出焉。以药大吐之,病如失。"随后在《丹溪治法心要》及《丹溪心法》等论著中阐发提壶揭盖治法理论,使得该治法逐渐成为中医治疗内伤杂病的重要法则。明清医家结合临床经验对提壶揭盖法做进一步发挥,近现代学者多在源流、用药经验、病因病机、概念内涵等方面进行探讨,使得该治法理论得到进一步发展。

(4)肺朝百脉、主治节:肺朝百脉是指全身血液都通过经脉会聚于肺,经肺的呼吸进行体内外气体交换,吐故纳新,然后再将富含清气的血液输送到全身,故肺朝百脉有助心行血的功能。若肺朝百脉功能异常,则出现胸闷、心悸、唇舌青紫等症。肺主治节是指肺具有主持、治理、调节的功能,具体表现为调节一身气机、呼吸节律、血液运行、水液代谢四个方面。肺主治节的功能实际上是对肺主要生理功能的高度概括。

2. 肺与体、窍、志、液的关系

(1)肺在体合皮,其华在毛:皮毛是机体抵御外邪的屏障,由肺所宣发的卫气和津液温养润泽。肺的宣降功能正常,则皮肤致密,毫毛光泽,抵御外邪的能力亦强;若肺宣发卫气和输精于皮毛的功能减弱,则机体抵抗外邪的能力低下,易感冒或出现皮毛憔悴、枯槁等症。

(2)肺开窍于鼻:鼻与喉相通而与肺相连,是肺气出入的通道,鼻的嗅觉和通气作用都赖于肺气调节,故有"肺和则鼻能知香臭"之说。肺气通利,则嗅觉灵敏;若肺津亏虚,肺失宣发,则鼻腔干燥,或鼻塞不通,嗅觉迟钝。

(3)肺在志为悲:悲忧为人体正常的情绪变化或情感反应,均由肺气化生而成,因此,悲忧过度可消耗肺气,出现呼吸气短等现象,称"悲则气消"。

(4)肺在液为涕:鼻为肺窍,涕由鼻出,并有赖于肺气的宣发。如寒邪袭肺,肺气失宣,可见鼻流清涕;风热犯肺,热伤肺津,可见鼻流黄涕。

(三)脾

脾位于腹腔上部,左膈之下。

1. 主要生理功能

(1)脾主运化:指脾具有将水谷化为精微,并将精微物质吸收转输至全身的功能。脾主运化包括运化水谷和运化水液两个方面。

1)运化水谷:是指脾具有消化食物,吸收并转输精微的作用。食物入胃,经胃的初步消化,下达小肠进一步消化,分解成水谷精微和糟粕。胃和小肠的消化功能必须依赖脾的运化功能才能完成,脾的运化功能旺盛又称"脾气健运"。脾气健运,则机体消化功能健全,水谷精微不断产生,而水谷精微是人出生以后所需营养物质的主要来源,也是生成精、气、血、津液的主要物质基础,所以称脾为"气血生化之源""后天之本"。若脾运化功能减弱,可出现食欲缺乏、腹胀、便溏、倦怠、消瘦等症。

2) 运化水液:是指脾对体内水液的吸收、转输和布散的作用。脾运化水液的功能正常,人体水液代谢相对平衡;若脾运化水液的功能异常,则可形成水湿、痰饮等病理产物,甚则出现水肿,故有"诸湿肿满,皆属于脾"和"脾为生痰之源"之说。

(2)脾主升清:指脾气上升,将其运化的水谷精微向上转输至心、肺、头、目,通过心、肺的作用化生气血,营养全身;还体现在与胃气下降配合,完成饮食物的消化、吸收、转输,以及维持体内脏腑位置相对恒定。故脾气升,则气血生化有源,生命活动旺盛;若脾气不升,则可出现头晕目眩,腹胀、泄泻;若脾气下陷,可导致某些内脏下垂,如胃下垂、脱肛等。

(3)脾主统血:是指脾具有统摄血液在脉管内运行,防止其逸出脉外的作用。脾统血,实际上是气的固摄作用的体现。脾统血功能正常,血液循脉而行。若脾不统血则可出现衄血、便血、崩漏等各种出血。

2. 脾与体、窍、志、液的关系

(1)脾在体合肌肉,主四肢:脾运化功能正常,气血生化有源,则肌肉丰满健壮,四肢活动有力。若脾的运化功能减弱,则形体消瘦,肌肉松弛,倦怠乏力。临床上,肌肉痿废不用等疾患,常从脾胃论治,故曰"治痿独取阳明"。

(2)脾开窍于口,其华在唇:脾经"连舌本,散舌下",食欲和口味均可反映脾的运化功能。如脾气健运,则食欲旺盛,口味正常;若脾失健运,湿浊内生,则口中黏腻;饮食停滞,食积化热,则口臭。口唇的色泽可反映气血的盈亏、脾胃运化的强弱。如脾气健运,气血充足,则口唇红润有光泽;若脾失健运,气血衰少,则口唇淡白不泽。

(3)脾在志为思:思与血的供养及气的运行有关,脾为气血生化之源,故思为脾志。思虑是人皆有之的情志活动,正常情况下对机体并无不良影响,但思虑过度,或所思不遂,则会伤及脾脏,出现不思饮食、脘腹胀闷、头晕目眩等症。

(4)脾在液为涎:涎是唾液中较清稀的部分。脾运化功能正常,涎液化生适量,起到保护、滋润口腔,辅助食物消化的作用。若脾气不摄,可见口涎自出。

(四)肝

肝位于腹腔,横膈之下,右胁之内。

1. 主要生理功能

(1)肝主疏泄:指肝具有保持全身气机疏通畅达,通而不滞,散而不郁的作用。肝主疏泄的功能包括以下四个方面:

1) 调畅气机:肝的疏泄功能正常,则气机调畅,气、血、津液运行正常,脏腑功能亦正常有序。若肝气疏泄不及,气机郁结,则可出现胸胁、两乳或少腹胀痛不适;若肝气疏泄太过,肝气亢逆,则头目胀痛、面红目赤、急躁易怒,甚则出现咯血、呕血或猝然昏倒、不省人事。

2）调畅情志：肝的疏泄功能可调畅全身气机,使人体气血和调,发挥调节情志的作用。若肝失疏泄,气机不畅,则可表现为情志抑郁、闷闷不乐;若肝气疏泄太过,则可出现性情急躁、亢奋易怒等。

3）促进消化：肝的疏泄功能正常,有助于脾升胃降及二者之间的协调。若肝失疏泄,影响脾升胃降,既可出现眩晕、泄泻等脾气不升的表现,也可出现嗳气、脘痞、呃逆等胃气不降的症状。肝的疏泄功能还可以影响胆汁分泌和排泄。肝的疏泄功能正常,则胆汁正常分泌与排泄,帮助脾胃进行消化吸收。若肝失疏泄,则胆汁的分泌和排泄出现障碍,可见胁痛、口苦等症状。

4）促进男子排精、女子行经：肝的疏泄功能正常,男子精液闭藏、排泄正常,女子月经周期正常、行经通畅。若肝失疏泄,则男子可见排精不畅,女子可见月经紊乱、经行不畅、痛经等。

（2）肝主藏血：指肝具有贮藏血液、调节血量及防止出血的功能。贮藏血液是指肝贮藏一定量的血液,以供机体活动之需。调节血量是指肝可根据生理需要调节人体各部血量的分配。如剧烈运动或情绪激动时,外周血流量增加;在安静或休息时,外周血量减少,故有"人卧则血归于肝"之说。肝具有收摄血液循行于脉中、防止出血的作用。肝不藏血往往见于各种出血,如咯血、呕血、月经过多等。

2. 肝与体、窍、志、液的关系

（1）肝在体合筋,其华在爪：筋主司关节运动,赖肝血滋养。如肝血不足、筋失所养,则表现为动作迟缓、屈伸不利、肢体麻木、震颤等。"爪为筋之余",肝的功能正常与否可以从爪甲的色泽与形态上表现出来。如肝血充足,爪甲坚韧、红润有光泽;肝血不足,则爪甲软薄、枯而色夭,甚则变形、脆裂。

（2）肝开窍于目：目依赖肝血濡养。若肝血不足,则出现视物不清或夜盲;若肝阴不足,则两目干涩,视物昏花;若肝火上炎,则目赤肿痛。

（3）肝在志为怒：怒是人在情绪激动时的反应状态,一定限度内的正常发泄不仅无害,反而有利于肝气的疏导和调畅。若怒而无制或郁怒不解可致肝气上逆,出现头痛、头晕、目赤肿痛,甚则突然昏倒、不省人事。

（4）肝在液为泪：泪从目出,正常情况下,泪液可以濡润并保护眼睛。若肝经风热或肝经湿热,则见目眵增多、迎风流泪等。

（五）肾

肾位于腰部、脊柱两侧,左右各一,故称"腰者,肾之府也"。

1. 主要生理功能

（1）肾主藏精：指肾具有贮存、封藏精气的功能。精有广义和狭义之分。广义之精泛指一切精微物质,包括气、血、津液,以及"水谷精微"等,统称为"精气"。狭义之精指生殖之精,因其禀受于父母,与生俱来,也称先天之精。脾胃运化的水谷之精为后天之精。先天之精和后天之精相互依存为用，二者在肾中密切结合形成了肾中之精。精能化气，肾气在促进机体的生长、发育、生殖及调节机体的代谢和生理活动中发挥重要作用。如肾精亏虚，则见小儿生长发育迟缓，青年生殖器官发育不良，中年性功能减退、早衰等；肾气不固会出现男子遗精、早泄，女子带下清稀而多，遗尿，尿失禁等；肾阳不足则畏寒肢冷，腰酸，生殖功能减退等；肾阴不足则潮热，腰酸，遗精，舌干红，脉细数等。

（2）肾主水：指肾有主持和调节人体水液代谢的作用。肾主水的作用，亦称肾的气化作用。水液的代谢，主要是水液通过胃的摄入、脾的运化转输、肺的宣发肃降布散到全身，被脏腑形体官窍利用后的水液经三焦下归于肾，经肾的气化作用分为清、浊两部分，清者重新参与水液代谢，浊者下输膀胱、在肾和膀胱的气化作用下排出体外。肾的气化功能正常，则膀胱开合有度，水液排出正常。若肾的气化功能减弱，膀胱开合失度，则出现水肿、小便清长等症。

（3）肾主纳气：指肾具有摄纳肺所吸入的清气，保持吸气的深度，防止呼吸表浅的作用。肾的纳气功能，实为肾气的封藏作用在呼吸运动中的具体体现。若肾纳气功能减弱，则可出现呼吸表浅，或呼多吸少、动则气喘等表现。

2. 肾与体、窍、志、液的关系

（1）肾在体合骨，其华在发：肾精具有生髓而充养骨骼的功能。骨骼的发育是形体发育状态的标志之一，由肾精充养，肾气推动与调控。肾藏精，精生髓，髓包括骨髓、脊髓和脑髓，而"齿为骨之余"，故肾精充足，则骨骼坚固有力，脑的发育健全；若肾中精气不足，小儿可出现齿迟、囟门迟闭、骨软无力，成人可出现牙齿松动或过早脱落，头晕耳鸣，腰膝酸软，骨骼脆弱，易发生骨折等现象。发的生长，赖精血滋养，故称"发为血之余"。肾藏精，精生血，精血旺盛，则毛发乌黑、浓密而有光泽；若肾中精气衰退，则头发变白，枯槁而脱落。

（2）肾开窍于耳及二阴：肾开窍于耳，指耳的听觉功能依赖于肾中精气的充养。肾中精气充沛，则听觉灵敏；肾精不足，可出现听力减退或耳鸣、耳聋。二阴指前阴和后阴，前阴司排尿和生殖，后阴主排泄粪便，二者的功能均依赖于肾的气化作用。若肾气虚衰，可见久泄滑脱；若肾阳虚，可出现泄泻或便秘；若肾阴不足，可出现大便秘结。

（3）肾在志为恐：恐是肾精、肾气在对外环境的应答过程中产生的恐惧、害怕的情志活动。正常情况下，恐可使人自觉远离危险，保护自身。但过度恐惧，则可导致气机下陷，出现大、小便失禁，故称"恐则气下"。

（4）肾在液为唾：唾是口津中较稠厚的部分，为肾精所化，具有润泽口腔，滋润食物及滋养肾精的作用。若多唾、久唾，则易耗伤肾精，故古代医家主张通过"吞唾"以养肾精。

命门

命门,指生命的关键和根本。命门一词,首见于《灵枢·根结》:"太阳根于至阴,结于命门。命门者,目也。"自《难经》提出"右肾为命门"之后,历代医家对命门的部位、形态及生理功能,各有发挥。关于命门的部位,有左肾右命门、两肾皆命门、两肾之间为命门等几种说法。从形态而言,分有形与无形之论。从功能而言,有主火、水火共主之不同。肾与命门在部位、功能等方面皆有相同之处,故历代医家皆有肾与命门合一而论者。命门的提出实为医家强调肾阴肾阳在生命活动中的重要性。

二、六　腑

六腑,是胆、胃、小肠、大肠、膀胱、三焦的合称。六腑的生理功能是"传化物",即受盛和传化水谷。其生理特点是"泻而不藏""实而不满"。六腑具通降下行的特性,即每一腑都要适时排空其内容物,以保持六腑通畅,功能协调,故有"六腑以通为用,以降为顺"之说。

(一)胆

胆居六腑之首,又属奇恒之腑。胆位于右胁,附于肝之短叶间。胆的主要生理功能是贮藏、排泄胆汁和主决断。

1. 贮藏和排泄胆汁　胆汁是肝之余气所化生,在肝主疏泄功能的作用下,贮藏于胆,并排入肠中参与饮食物的消化。若肝失疏泄,胆汁分泌排泄不利,可出现胸胁胀痛、食欲缺乏、厌食油腻等;胆汁上逆可见口苦;胆汁外溢于肌肤可出现黄疸。

2. 主决断　胆具有对事物作出判断、作出决定的作用,故有"中正之官,决断出焉"之说。胆的决断能力取决于胆气强弱,胆气强者勇敢果断,胆气弱者多谋虑而不决。若胆气虚时,可见善恐易惊、失眠多梦等。

(二)胃

胃位于膈下,腹腔上部,上接食管,下通小肠,与脾以膜相连。胃又称胃脘,分上、中、下三部,胃的上部为上脘,包括贲门;胃的下部为下脘,包括幽门;上、下脘之间的部分为中脘。胃的主要生理功能是主受纳、腐熟水谷,主通降,以降为和。

1. 主受纳、腐熟水谷　指胃接受容纳饮食物,在脾的运化配合下,初步消化饮食物并形成食糜。若胃受纳与腐熟水谷功能异常,则可见胃脘胀痛、纳呆、厌食等。

2. 主通降,以降为和　饮食物经胃的腐熟后,必须下行于小肠,才能进一步消化吸收,所以说胃主通降,以降为和。胃的降浊是受纳的前提,若胃失通降,可出现纳呆、脘腹胀痛、大便秘结等症;若胃气不降而上逆,可出现恶心、呕吐、呃逆、嗳气等。

（三）小肠

小肠位于腹中，上端与胃相接，下端与大肠相连。小肠的主要生理功能是主受盛化物，主泌别清浊。

1. **主受盛化物** 指小肠具有接受胃初步消化后的食糜，并进一步消化它们的功能。小肠的这一功能主要体现在受盛和化物两个方面：一是小肠接受并容纳经胃传导而来的食糜，即受盛作用；二是食糜在小肠内要停留一定的时间，由脾气与小肠共同作用对其进一步消化，化为精微和糟粕两部分，即化物作用。若小肠的受盛化物功能减弱，可出现腹胀、腹痛、便溏等。

2. **主泌别清浊** 指小肠将进一步消化后的食糜分为水谷精微和食物残渣两部分，小肠将水谷精微吸收，把食物残渣下输到大肠。若小肠泌别清浊功能异常，可出现小便少、大便稀薄等症。

（四）大肠

大肠位于腹中，其上接小肠，下接肛门。大肠的主要生理功能是主传化糟粕与主津。

1. **主传化糟粕** 指大肠接受由小肠下传的食物残渣，吸收水分，形成糟粕，经肛门排泄粪便的功能。若大肠传导功能失调，可出现排便异常，常见大便秘结或泄泻。

2. **主津** 指大肠接受食物残渣，吸收水分的功能。若大肠主津功能失常，津液不得吸收，与糟粕俱下，可出现肠鸣、腹痛、泄泻等。

（五）膀胱

膀胱位于下腹中央，与肾相连，下有尿道，开口于前阴。膀胱的主要生理功能是主贮尿和排泄尿液。

膀胱贮尿和排泄尿液的功能是指人体代谢后的浊液，下输膀胱，经肾中精气的蒸腾气化作用，形成尿液，及时排出体外。若膀胱贮尿和排泄尿液功能异常，可见尿频、小便不利或尿失禁等。

（六）三焦

三焦是中医藏象学说中的一个特有名词，是上焦、中焦、下焦的合称。一般认为，它是分布于胸腹腔而包容五脏六腑的一个"大府"，又因无脏腑与之匹配，也称"孤府"。上焦是指膈以上的胸腔，包括心和肺；中焦是膈以下、脐以上的腹部，包括脾胃和肝胆；下焦指脐以下的部位，包括肾、膀胱、大小肠、女子胞等。三焦的主要生理功能是通行元气和运行水液。

1. **通行元气** 元气是人体最根本的气，根源于肾，通过三焦而运行全身，以激发、推动各个脏腑组织的功能活动，并关系到整个人体的气化作用，所以说三焦是元气运行的通道。

2. **运行水液** 三焦具有疏通水道、运行津液的作用，是全身水液升降出入的通路。全身津液的输布和排泄，是在肺、脾、肾等脏腑的协同作用下完成的，但必须以三焦为通路。如果三焦水道不利，则肺、脾、肾等输布水液、调节水液代谢的功能难以实现。因此，把水液代谢的协调平衡作用,称为"三焦气化"。

 知识拓展

关于"上焦如雾,中焦如沤,下焦如渎"之说

"上焦如雾"是对心肺输布营养至全身的作用形象化的描写与概括,喻指上焦宣发卫气,敷布水谷精微、血和津液的作用,如雾露之灌溉。"中焦如沤"是对脾胃、肝胆等脏腑的消化饮食物的作用形象化的描写与概括,喻指中焦消化饮食物的作用,如发酵酿造之过程。"下焦如渎"是对大肠、肾和膀胱排泄糟粕和尿液的作用形象化的描写与概括,喻指肾、膀胱、大肠等脏腑排泄二便的功能,如沟渠之通导。

三、奇 恒 之 腑

奇恒之腑是脑、髓、骨、脉、胆、女子胞的总称。奇恒之腑形态似腑,多为中空的管腔或囊状器官;功能似脏,主藏精气而不泻。因其似脏非脏,似腑非腑,故称奇恒之腑。脉、髓、骨、胆,前已述及,故本节仅介绍脑及女子胞。

(一)脑

脑称"髓海",居颅腔之中,为神明之所出,又称"元神之府"。脑的主要生理功能是主宰生命活动、精神活动和感觉运动。脑主宰生命活动的功能正常,则身体健康,生命力旺盛;反之,则见脏腑组织功能紊乱、生命活动障碍而百病由生,甚或危及生命。脑主精神活动正常,则精神饱满,意识清楚,思维灵敏,记忆力强,语言清晰,情志正常。反之,则出现精神萎靡、反应迟钝、记忆力衰退,或狂躁易怒、精神错乱,甚至晕厥或昏迷。脑主感觉运动功能正常,则视物清晰,听觉聪敏,嗅觉灵敏,感觉如常,语言流畅,肢体运动轻劲多力。反之,则会出现视物不清,听觉失聪,嗅觉不灵,感觉障碍,步履艰难,语言謇涩,运动乏力,肢体倦怠等。

(二)女子胞

女子胞,又称胞宫、子宫、胞脏等,位于小腹部,下口与阴道相连,呈倒置梨形。女子胞的主要生理功能是主持月经和孕育胎儿。

四、脏腑之间的关系

(一)脏与脏之间的关系

1. 心与肺　心主血,肺主气,心与肺的关系主要体现为气与血的关系。心与肺的病变相互影响,常表现为气血失和。如心气不足,影响肺的宣发肃降,可出现咳嗽、气促、胸

闷等。

2. 心与脾　心主血,脾统血,心与脾的关系主要体现在血液生成与运行方面的相互为用、相互协同。脾运化功能正常,生血旺盛,则心有所主;脾失健运,化源不足,则心失所养;思虑过度,既耗心血,又伤脾气,可出现心悸、失眠、多梦、腹胀、食少、体倦乏力等心脾两虚之证。心气行血,脾气摄血,二者相反相成,使血在脉中正常运行而不逸出。

3. 心与肾　心属火,肾属水。心火必须下降于肾,使肾水不寒;肾水必须上济于心,使心火不亢。心肾之间协调平衡的关系被称为"心肾相交"或"水火既济"。若心肾平衡失调,可出现心烦、失眠、腰膝酸软、男子遗精等心肾不交的表现。

4. 心与肝　心主血,肝藏血。心与肝的关系,主要体现在血液运行和精神情志方面。心主血功能正常,则肝有所藏;若肝不藏血,心无所主则血液运行异常。若心火亢盛引动肝火可见心烦失眠、急躁易怒等。心藏神,主精神活动;肝主疏泄,调畅情志。心肝协调,维持正常的精神情志活动。

5. 肝与肾　肝藏血,肾藏精。精能生血,血能化精,精和血都来源于水谷之精,故有"肝肾同源""精血同源"之说。肾精亏损与肝血不足常相互影响,出现头晕目眩、腰膝酸软、耳鸣、耳聋等肝肾不足之证。

6. 肝与脾　肝主疏泄,脾主运化;肝藏血,脾统血。肝与脾的关系主要体现在疏泄与运化的相互为用、藏血与统血的相互协调。若肝失疏泄、气机郁滞,则脾失健运,可见精神抑郁、胸胁胀满、腹痛便溏等。若脾气虚弱或统摄无权,均可致肝血不足。

7. 肺与脾　肺与脾的关系主要体现于气的生成与津液代谢两个方面。若肺气虚影响到脾,或脾气虚累及肺,均可见咳嗽、懒言、食少、便溏、乏力等肺脾两虚之证。若脾失健运,聚湿生痰,影响肺的宣降,可出现咳嗽、痰多、气喘等症。

8. 肺与肝　肺主肃降,肝主升发,肺与肝的关系主要体现于调节人体气机升降方面。若肝升太过或肺失肃降,均可致气火上逆而出现咳嗽、咯血等症。

9. 肺与肾　肺与肾的关系主要体现在呼吸运动与津液代谢方面。肺主呼吸与肾主纳气功能正常,则呼吸均匀。若肺病日久伤及于肾,可见气短喘促、呼多吸少等肾不纳气之证。肺的宣发肃降、通调水道功能,依赖于肾的气化作用。若肺失宣降,通调水道功能失职,损及肾脏可出现水肿、尿少等。

10. 脾与肾　脾与肾的关系主要表现在先、后天相互资生和津液代谢方面。"脾为后天之本""肾为先天之本"。若脾虚、后天之精乏源,可见生长发育迟缓或早衰等;若脾失健运发展至肾虚水泛,可见尿少水肿、腹胀便溏、畏寒肢冷等脾肾两虚之证。

（二）腑与腑之间的关系

六腑之间的关系,主要体现在饮食物的消化吸收、津液的生成输布、糟粕形成排泄过程中的相互联系和密切配合。由于六腑传化水谷,不断地受纳排空,故有"六腑以通为用、以降为顺"之说。

（三）脏与腑之间的关系

脏属阴主里，腑属阳主表，一脏一腑、一阴一阳、一表一里，构成了脏腑之间的阴阳表里配合关系。

1. 心与小肠　心与小肠相表里，若心经有热可下移小肠，出现少尿、尿赤、尿痛等；而小肠有热循经上炎于心，可见舌红、口舌生疮等。

2. 肺与大肠　肺与大肠相表里，若大肠实热可影响肺的肃降，出现胸满、喘咳等症；若肺气不降，津液不能下达，致腑气不通，可见大便秘结。

3. 脾与胃　脾与胃相表里，若脾失健运，可致胃纳不振；而胃气失和，也可致脾运失常，均可出现纳少脘痞、腹胀、泄泻等。

4. 肝与胆　肝与胆相表里，如肝气郁滞，可影响胆汁的排泄；而胆腑湿热，也会影响肝的疏泄，均可出现肝胆气滞、肝胆湿热等证。

5. 肾与膀胱　肾与膀胱相表里，若肾气不足，气化失常，致膀胱开合失度，可出现小便不利、遗尿或尿失禁等症。

第三节　气、血、津液

 工作情景与任务

导入情景：

患者，女，65岁，时常自觉胸闷心悸、神疲乏力、气短自汗，活动后加剧，容易感冒，舌淡，苔白，脉虚。医生辨证为气虚证，建议补益气血，调治肺脾。

工作任务：

1. 请根据医生辨证为患者说明气的作用，以及气和脏腑的关系。

2. 治宜补益气血，请说明补气时结合补血的原因，并对患者进行饮食起居健康指导。

气、血、津液是构成和维持人体生命活动的基本物质，是脏腑功能活动的产物，又是脏腑功能活动的物质基础。

一、气

气是体内不断地运动着的、活力很强的极细微物质，是构成人体和维持人体生命活动的基本物质之一。

（一）气的生成与运动

1. 气的来源　气的生成依赖于脏腑组织的综合作用。气来源于先天之精和后天之精,由肾中所藏之精、脾胃运化的水谷精气和肺吸入的自然界清气构成。

2. 气的运动　气的运动,称为"气机"。升、降、出、入是气运动的四种基本形式。人体脏腑、经络等组织器官的生理活动,是气的升降出入运动的具体体现。如肺的呼吸功能,呼气为出、吸气为入、宣发为升、肃降为降;又如脾胃的消化功能,脾主升清、胃主降浊。气的升降出入应当保持协调平衡才能维持正常的生理活动,气的运行协调畅通称为"气机调畅",反之称为"气机失调"。气机失调常有气滞、气逆、气陷、气脱、气闭等表现形式。气滞是气的运行不畅,或局部发生阻滞不通;气逆是气的上升太过或下降不及;气陷是气的下降太过或上升不及;气脱是气不能内守而大量外逸;气闭是气不能外达而郁闭于内。

（二）气的功能

1. 推动作用　气能够激发和促进人体的生长、发育,以及各脏腑、经络等组织器官的生理活动;能推动血的生成、运行,以及津液的生成、输布和排泄等。若气的推动作用减弱,可见生长发育迟缓或早衰,脏腑、经络等组织器官生理功能减退,血和津液的生成、运行和代谢障碍等。

2. 温煦作用　气是人体热量的来源。气的温煦作用可维持人体的体温恒定;各脏腑、经络等组织器官进行正常的生理活动,以及血和津液的正常运行,都需要依赖气的温煦作用。若气的温煦作用减弱,可见畏寒喜暖、四肢不温、体温降低,以及血和津液运行迟缓等。

3. 防御作用　气具有护卫肌表,抵御外邪的入侵和祛邪外出的作用。若气的防御作用减弱,则机体抵抗能力下降,易染病或患病后难愈。因此,气的防御作用决定疾病的发生、发展和转归。

4. 固摄作用　气对体内液态物质具有固护、统摄和控制的作用,防止其无故流失。气固摄血液在脉中正常循行,防止溢出于脉外;固摄汗液、尿液、肠液、胃液等,防止其无故流失,控制其分泌和排泄;固摄精液,防止其妄泄。若气的固摄作用减弱,可出现各种出血、自汗、多尿、小便失禁、泄泻、遗精和早泄等。

5. 气化作用　气化是指通过气的运动而产生的各种变化,精、气、血、津液各自的新陈代谢和相互转化均通过气化作用实现。如饮食转化为水谷精微,化生精、气、血、津液;津液代谢转化成汗液和尿液等。若气化作用失常,可形成各种代谢异常的病变。

（三）气的分类

人体之气,根据其来源、分布和功能的不同,可分为元气、宗气、营气和卫气等。

1. 元气　又称"原气""真气",是人体最根本、最重要的气,是人体生命活动的原动力。元气根于肾,通过三焦流行于全身,主要由肾中精气所化生,依赖水谷精微的充养,所以元气来源于先天而滋养于后天,其盛衰与肾、脾胃功能密切相关。元气具有推动人体的生长、发育,温煦和激发各脏腑、经络等组织器官生理功能的作用。元气充沛,则生长发育良好,脏腑功能旺盛,机体健壮而少病;若元气衰少,则生长发育迟缓,脏腑功能低下,机体发生多种病变。

2. 宗气　由肺吸入的自然界清气和脾胃运化的水谷精气结合而成,聚集于胸中,贯注于心肺,通过心肺的作用布散周身。宗气的生理功能,一是走息道以行呼吸,故语言、声音、呼吸的强弱,都与宗气的盛衰有关;二是贯心脉以行气血,故气血的运行、心脉搏动的强弱和节律,也与宗气的盛衰有关。

3. 营气　是行于脉中,具有营养作用的气,与卫气相对而言,属阴,故又称"营阴"。营气来源于脾胃运化的水谷精气中精纯柔和的部分,行于脉中,是血液的重要组成部分,具有化生血液和营养全身的作用。

4. 卫气　是行于脉外,具有保护作用的气,与营气相对而言,属阳,故又称"卫阳"。卫气来源于脾胃运化的水谷精微中慓疾滑利的部分。卫气的生理功能表现为:①护卫肌表,抵御外邪入侵;②温养脏腑、肌肉、皮毛等;③调节腠理开合,控制汗液排泄,维持体温的相对恒定。

二、血

血是运行于脉中,循环流注于全身,具有营养和滋润作用的红色液态物质,是构成人体和维持人体生命活动的基本物质之一。

(一)血的生成

血来源于脾胃运化的水谷精微和肾中所藏之精。水谷精微是化生血液的最基本物质,饮食经脾胃运化为精微而成营气和津液,二者进入脉中化生为血;肾藏精,精能生髓,髓能生血,精髓也是化生血液的基本物质,故有"精血同源"之说。

(二)血的运行

血在脉管中正常循行主要依赖于气的推动、温煦和固摄作用。气的推动作用是血液运行的动力,气的温煦作用对血液运行具有促进作用,气的固摄作用使血液行于脉中而不逸出脉外。此外,脉道完好和通畅无阻也是保证血液正常运行的重要因素。血液的正常运行,与心、肺、肝、脾等脏腑密切相关。

(三)血的功能

血具有濡养和滋润全身脏腑组织器官的生理功能。血的濡养功能从面色、肌肉、皮肤、毛发等方面可以反映出来,血液充盈则面色红润、肌肉丰满壮实等;若血的濡养功能减弱,可见面白无华或萎黄、毛发不荣、肢体麻木等。血是神志活动的主要物质基础。气血充盈,血脉调和,则精神充沛,思维敏捷;血虚或血行失常,可见惊悸、失眠、健忘、多梦等。

三、津　液

津液是人体内一切正常水液的总称,是构成人体和维持人体生命活动的基本物质之一。清稀者为津,分布于体表皮肤、肌肉和孔窍等部位;稠厚者为液,灌注于骨节、脏腑、脑、髓等组织。

（一）津液的生成、输布和排泄

津液来源于饮食水谷，其生成、输布和排泄依赖于肺、脾、肾等脏腑生理功能的相互协调与配合。胃、小肠和大肠吸收饮食物、水液上输于脾，脾气散精上输于肺；肺气宣发输布津液于全身体表，肺气肃降向下输布津液于肾与膀胱；肾气蒸腾气化，清者重新吸收上升而布散至全身，浊者下降化为尿液注入膀胱；肝调畅气机以行水，气行则推动津液输布。在各脏腑的综合作用下，津液最终以汗、尿、便等形式排出体外。若肺、脾、肾等脏腑功能失调，导致津液的生成、输布和排泄异常，可致津液生成不足或水液停聚等病变。

（二）津液的功能

津液具有滋润濡养、化生血液和排泄代谢产物的生理功能。津液富含营养物质，内至脏腑筋骨，外达肌肤毛发，起到营养滋润全身的作用；津液渗入血脉之中，与营气共同化生血液，故有"津血同源"之说；津液在其自身的代谢过程中，通过汗、尿等形式将机体的代谢产物排出体外。

四、气、血、津液之间的关系

（一）气和血的关系

气和血的关系概括为：气为血之帅，血为气之母。气为血之帅包括气能生血、行血、摄血，血为气之母包括血能养气、载气。

1. 气能生血　气是血生成的动力，营气可以化生血液，故气旺则血充，气虚则血少。临床治疗血虚证时常配伍补气药，达到补气以生血的目的。

2. 气能行血　血的运行靠气的推动作用，故气行则血行，气虚、气滞则血瘀。临床治疗血行失常的病证，常配伍补气、行气和降气药。

3. 气能摄血　气对血有统摄作用，使其在脉中运行而不溢出于脉外。若气不摄血，则可见各种出血。

4. 血能养气　血能为气的生成和功能活动提供营养，故血足则气旺，血少则气衰。

5. 血能载气　气依赖于血的运载而到达全身。若失血过多，则气随血脱。

（二）气和津液的关系

气和津液的关系表现为：气能生津、气能行津、气能摄津、津能载气四个方面。

1. 气能生津　气是津液生成的物质基础和动力，故气盛则津足，气衰则津少。

2. 气能行津　津液的生成、输布和排泄依赖气的推动和气化作用，故气行则水行，气虚或气滞则水停。

3. 气能摄津　气对津液有固摄作用，防止津液无故脱失。若气虚则可见自汗、遗尿等。

4. 津能载气　津液也是气的载体，气依附于津液而存在。若汗、吐、下太过致津液大量脱失，则气随津脱。

（三）血和津液的关系

血和津液都来源于脾胃化生的水谷精微，都具有滋润和濡养作用。血行脉中，血之津液渗于脉外，化为津液；津液渗注于脉中，成为血液的组成部分，所谓"津血同源"。若失血过多，可致津液不足，出现口渴、尿少、皮肤干燥等伤津表现；若津液大量耗损，可致血脉空虚；所谓"夺血者无汗，夺汗者无血"。

第四节　病　因　病　机

病因，是导致疾病发生的原因，又称致病因素或病邪。病机，是疾病发生、发展与变化的机制。本节着重介绍外感六淫、七情、痰饮、瘀血等病因的致病特点，以及邪正盛衰和阴阳失调两种基本病机。

一、病　因

（一）六淫

六淫，即风、寒、暑、湿、燥、火六种外感病邪，又称"六邪"。正常情况下，风、寒、暑、湿、燥、火是自然界六种不同的气候变化，称为"六气"。当气候异常或人体正气不足时，"六气"转化为"六淫"成为致病因素。

1. 风邪　风为春季主气，但四季皆有。风邪是外感病的重要致病因素。风邪的性质和致病特点为：

（1）风为阳邪，其性开泄，易袭阳位：风邪善动不居，易使腠理疏泄而开张，属阳邪，易侵犯人体头面、阳经、肌表，多见头痛、汗出、恶风等症。

（2）风性善行而数变："善行"指风邪致病具有病位游移、行无定处的特征。如以风邪为主的痹证，可出现游走性关节疼痛；"数变"指风邪致病发病迅速、变幻无常，如因风而发的瘾疹表现为皮肤风团，时隐时现，发无定处，此起彼伏等症状。

（3）风性主动：风邪致病具有动摇不定的特征，多见眩晕、震颤、四肢抽搐等症状。

（4）风为百病之长：风居六淫之首，风邪致病常兼他邪合而致病，为外邪致病的先导。如外感风寒、风湿、风燥、风热等。

2. 寒邪　寒为冬季主气，冬季多发寒病，但其他季节亦可发生。寒邪伤于肌表者，阻遏卫阳，称为"伤寒"；寒邪直中脏腑者，伤及脏腑阳气，称为"中寒"。寒邪的性质和致病特点为：

（1）寒为阴邪，易伤阳气：寒邪致病最易损伤阳气。若外寒袭表，卫阳被遏则恶寒；若寒邪直中脾胃，脾阳受损则脘腹冷痛、呕吐、腹泻等。

（2）寒性凝滞，主痛：寒邪侵入，可使经脉气、血、津液凝滞不通，不通则痛，故疼痛是寒邪致病的主要症状，如头身肢节疼痛、关节剧烈冷痛、脘腹冷痛等。

（3）寒性收引：寒邪侵袭机体，可使气机收敛，腠理、经络、筋脉收缩而挛急，可见恶寒、无汗、脉浮紧、肢体拘挛疼痛、屈伸不利、麻木不仁等。

3. 暑邪　暑为夏季主气，暑邪致病具有明显的季节性。暑邪的性质和致病特点为：

（1）暑为阳邪，其性炎热：暑邪伤人可见高热、烦渴、汗多、脉洪大等一系列阳热亢盛之症。

（2）暑性升散，伤津耗气：暑为阳邪，易升散，故暑邪致病易致汗孔开泄而多汗，耗伤津液，可见心烦口渴、小便短赤等。大汗时，气随津耗而致气虚，可见身倦乏力、气短懒言等。严重者气随津脱，可见猝然昏倒、不省人事等症状。

（3）暑多夹湿：暑季人们多贪凉饮冷，加之雨季地湿蒸腾，故暑邪伤人，常兼夹湿邪，可见四肢困倦、胸闷呕恶、不思饮食、便溏不爽等症。

4. 湿邪　湿为长夏主气。长夏正当夏秋之交，湿气最盛，故长夏多湿病。此外，地处潮湿，或从事水中作业均可致湿邪为病。湿邪的性质和致病特点为：

（1）湿为阴邪，易阻遏气机，损伤阳气：湿性类水，故为阴邪，易损伤人体阳气，且最易困阻脾阳，出现腹泻、尿少，甚则水肿、腹水等。湿邪侵犯人体，留滞于脏腑经络，易阻碍气机，使气机升降失常，出现胸闷脘痞、恶心呕吐、二便不爽等。

（2）湿性重浊："重"即沉重、重着。"浊"即混浊、秽浊。故湿邪致病，常表现为头重如裹、周身困重、关节疼痛重着、排泄物秽浊不清等。

（3）湿性黏滞：黏滞，即黏腻停滞之意，指湿病症状的黏滞性和病程的缠绵难愈性。

（4）湿性趋下：湿邪类水而趋下，致病易伤及人体下部，如水肿多以下肢为重；湿邪下注，可见淋浊、带下、泻痢等。

5. 燥邪　燥为秋季主气。燥邪的性质和致病特点为：

（1）燥性干涩，易伤津液：外感燥邪最易耗伤津液，可见口鼻干燥、咽干渴饮、皮肤干涩甚至皲裂、毛发不荣、小便短少、大便干结等。

（2）燥易伤肺：肺为娇脏，喜润而恶燥。肺主气、司呼吸，与外界大气相通，外合皮毛，开窍于鼻，燥邪多从口鼻而入，故最易伤肺津，出现干咳少痰，或痰黏难咯，甚则痰中带血等症。

6. 火邪　火热旺于夏季，火热之邪伤人致病，四季均可发生。火为阳盛之气，包括温、热之邪，三者性质相同，程度有异。温为热之渐，火为热之极。火邪的性质和致病特点为：

（1）火为阳邪，其性炎上：火热之性，燔灼升腾，故为阳邪，其伤人易出现高热、烦渴、汗出、脉洪数等阳胜则热之症。火性炎上，故火热病证多发生于头面部，如心火上炎则口舌生疮，肝火上炎则目赤肿痛。

（2）火热易扰心神：火热与心相通应，故火热之邪入营血，扰心神，可见心烦失眠、狂躁妄动、神昏谵语等症。

（3）火易伤津耗气：火热之邪易于消灼津液，常见口渴喜冷饮、咽干舌燥、小便短赤、大便秘结等症。火邪损伤人体的正气，表现为全身性的功能减退，即所谓"壮火食气"。

（4）火易生风动血：火热之邪侵犯人体，消灼阴液，筋脉失养、失润，易引起"热极生风"的病证，常见高热、神昏谵语、四肢抽搐、颈项强直等症状。火邪灼伤脉络，可致各种出血，如吐血、衄血、皮肤发斑，以及妇女月经过多、崩漏等。

（5）火易致肿疡：火邪聚于局部腐蚀血肉，发为痈肿疮疡。

（二）疠气

疠气是一类具有强烈传染性和流行性的外感致病因素，在中医文献中，疠气又称为"疫毒""戾气""乖戾之气"等。疠气可通过空气传染，多从口鼻侵犯人体而致病，也可随饮食污染、蚊虫叮咬、虫兽咬伤、皮肤接触、性接触、血液传播等途径感染而发病。

疠气的主要致病特点是：①传染性强，易于流行；②发病急骤，病情严重；③一气一病，症状相似。如《素问·刺法论》所言："五疫之至，皆相染易，无问大小，病状相似。"其发生与流行的原因有自然气候的反常变化，环境污染，预防隔离措施不当，以及社会因素如社会政治经济、卫生防疫工作等。

（三）七情

1. 七情的基本概念　七情，即喜、怒、忧、思、悲、恐、惊七种情志变化，是人体对外界客观事物的不同情绪反应，正常情况下，一般不会导致机体发病。只有突然、强烈或持久的精神刺激，超过人体生理调节范围，致使气机紊乱，脏腑阴阳气血功能失调，才会导致疾病的发生。七情致病，是内伤病的主要致病因素之一，故又称"内伤七情"。

2. 七情的致病特点

（1）直接伤及内脏：七情过激可直接影响相应的内脏，如过喜则伤心，过怒则伤肝，过思则伤脾，过悲则伤肺，过恐则伤肾。临床上以影响心、肝、脾三脏最为多见。

（2）影响脏腑气机：七情致病，可使脏腑气机升降失常，气血功能紊乱。不同情志变化，对气机的影响也不尽相同，表现为喜则气缓、怒则气上、悲则气消、恐则气下、惊则气乱、思则气结。

（3）影响病情：七情不仅可引起疾病，还会影响病情的转归，故在疾病的防治中，应充分重视患者的情志因素。

（四）饮食失宜、劳逸失度

饮食劳逸是人体生存和维持健康的基本条件。平素饮食应有节制，劳逸适宜，否则会影响人体的生理功能，甚至产生疾病。

1. 饮食失宜　饮食物主要依赖脾的运化水谷和胃的受纳腐熟水谷作用，故饮食失宜主要损伤脾胃，称为"饮食内伤"。

（1）饮食不节：即过饥过饱，或饥饱无常。过饥则摄食不足，气血生化乏源导致疾病；过饱或暴饮暴食则脾胃难以消化转输而致病；饥饱无常，也易致脾胃损伤，尤以大病初愈阶段或小儿时期多见。

（2）饮食不洁：即进食不洁净的食物而导致胃肠道疾病和肠道寄生虫病的发生。

（3）饮食偏嗜：即饮食偏寒偏热，或饮食五味有所偏嗜，或嗜酒成癖等，久之可导致人体阴阳失调或某些营养物质缺乏而引起疾病。

2. 劳逸失度　劳逸,即劳倦和安逸。劳逸要适度,过劳或过逸都会导致疾病。

（1）过劳:即过度劳累,包括劳力过度、劳神过度和房劳过度三个方面。劳力过度可伤气,久之则气少力衰,神疲消瘦;劳神过度可耗伤心血,损伤脾气,出现心悸、健忘、失眠、多梦,或纳呆、腹胀、便溏等;房劳过度则耗伤肾精,出现腰膝酸软、眩晕耳鸣、精神萎靡、性功能减退等。

（2）过逸:即过度安逸,包括体力过逸或脑力过逸。过逸可使人体气血运行不畅,脾胃功能减弱,出现精神不佳,食少乏力,肢体软弱;或形体肥胖,动则心悸、气喘、汗出等。

（五）痰饮、瘀血

痰饮、瘀血是疾病过程中形成的病理产物,其形成后又反作用于人体,成为致病因素。

1. 痰饮

（1）痰饮的含义:痰饮是人体水液代谢障碍所形成的病理产物。一般较稠厚者为痰,清稀者为饮。痰分为有形之痰和无形之痰。有形之痰,指视之可见,闻之有声的实质性痰液,如咳出之痰。无形之痰,指只见其征象,不见其形质的痰病,如眩晕、癫狂。根据痰饮停留部位不同,分为"痰饮""悬饮""溢饮""支饮"。

（2）痰饮的形成:多因外感六淫,七情内伤,或饮食劳逸等因素,使肺、脾、肾及三焦等脏腑功能失调,水液代谢障碍,致水湿停聚而成。

（3）痰饮的病证特点:易于阻滞气机,阻碍气血运行,影响水液代谢,且症状复杂,变化多端等,其临床表现可概括为咳、喘、悸、眩、呕、满、肿、痛八大症状,故有"百病皆由痰作祟""怪病多痰"之说。

2. 瘀血

（1）瘀血的含义:瘀血是指体内血液停积而形成的病理产物,包括血液运行不畅,停滞于经脉或脏腑内的血液,或溢于脉外未能及时消散的"离经之血"。

（2）瘀血的形成:血液的正常运行,与脏腑精气的功能、脉道的通利,内外环境等因素密切相关。如因气虚、气滞、血寒、血热等原因,致血行不畅,阻滞于脏腑经络而形成瘀血;或外伤、血热、气虚等原因造成血离经脉,不能及时消散或排出体外而成瘀血。

（3）瘀血的病证特点:

1）疼痛:多为刺痛,痛有定处,拒按,夜间痛甚。

2）肿块:固定不移,在体表多见局部青紫肿胀;瘀积于体内可形成癥积,按之质硬,坚固不移。

3）出血:色紫黯,或夹血块,如咯血、呕血、崩漏等。

4）其他:面色黧黑,肌肤甲错;舌紫黯,有瘀斑或瘀点;脉涩或结代。

二、病　机

病机是指疾病发生、发展与变化的机制。基本病机主要包括邪正盛衰、阴阳失调等病理变化。

（一）邪正盛衰

"邪"即邪气,泛指各种致病因素;"正"即正气,指人体的功能活动和抗病、康复能力。疾病发生、发展和转归的过程,就是正邪斗争及其盛衰变化的过程。

1. 正邪斗争与发病　正气不足是疾病发生的内在依据,正如《素问》所言:"正气存内,邪不可干""邪之所凑,其气必虚";而邪气是疾病发生的重要条件。正邪斗争的胜负,决定发病与否。正能胜邪则不发病,正不胜邪则发病。

2. 邪正盛衰与虚实变化　邪正斗争中邪正的盛衰,决定着疾病的虚实变化,《素问·通评虚实论》言:"邪气盛则实,精气夺则虚"。

（1）实证:是指邪气盛,而正气尚未虚衰,邪正剧烈抗争时出现的一系列病变反应比较剧烈的、亢盛有余的证候。实证多见于外感病的初期和中期,病程一般较短,如外感热病出现大热、大汗、大渴、脉洪大,或潮热、谵语、狂躁、腹胀满坚硬而拒按、大便秘结、舌苔黄燥、脉沉数有力等症状,均属于"邪气盛则实"的临床表现。

（2）虚证:是指正气不足,机体的精、气、血、津液不足或脏腑经络等生理功能减弱,而出现的一系列虚弱、衰退和不足的证候。虚证多见于素体虚弱或疾病的后期,以及多种慢性病证,如大病、久病,或大吐、大利、大汗、大出血等耗伤机体的正气;或因致病邪气久留而损伤正气等。临床上,虚证常见神疲体倦、面色无华、气短、自汗、盗汗,或五心烦热,或畏寒肢冷、脉虚无力等表现。

（3）虚实错杂:是指疾病过程中,邪盛和正虚同时存在的病机变化。临床上由于邪气亢盛,或疾病失治、误治,以致病邪久留,损伤机体正气;或因体虚受邪,正气无力祛邪外出;或本已正虚,又兼内生水湿、痰饮、瘀血等病理产物凝结阻滞,都可形成正虚邪实的虚实错杂病变。虚实错杂一般分为虚中夹实和实中夹虚两种情况。

（4）虚实转化:是指在疾病过程中,由于邪气伤正,或正虚而邪气积聚,发生病机性质由实转虚,或因虚致实的变化。虚实转化取决于邪正的盛衰变化。在疾病发展过程中,邪正双方的力量对比经常发生着变化,因此,在一定条件下,疾病的虚实性质亦会发生转变。

3. 邪正盛衰与疾病转归　在疾病的发生、发展过程中,邪正的消长盛衰不是固定不变的。一般状况下,正胜邪退,疾病趋于好转或痊愈;邪胜正衰,疾病趋于恶化,甚则导致死亡;若邪正力量相持不下,则疾病趋向迁延或慢性化。

（二）阴阳失调

阴阳失调是指机体在各种致病因素的作用下,阴阳消长失去相对平衡而出现的病理状态。其病理变化包括阴阳偏胜、阴阳偏衰、阴阳互损、阴阳格拒和阴阳亡失五个方面。

1. 阴阳偏胜　是指人体阴阳双方中的某一方高于正常水平的病理状态,即阳偏胜和阴偏胜。《素问·阴阳应象大论》指出:"阴胜则阳病,阳胜则阴病;阳胜则热,阴胜则寒。"

（1）阳偏胜:即阳盛,指机体在疾病过程中所出现的阳邪偏盛、功能亢进等病理状态。临床表现为实热证,可见身热、面赤、烦躁、舌红、苔黄、脉数等症状,即"阳胜则热"。若病程日久,邪热耗伤阴液,出现口渴、小便短少等症状,即所谓"阳胜则阴病"。

（2）阴偏胜:即阴盛,指机体在疾病过程中所出现的阴寒内盛、功能抑制等病理状态。临床表现为实寒证,可见恶寒、喜暖、口淡不渴、苔白、脉迟或紧等症状,即"阴胜则寒"。若阴寒之邪伤及阳气,可出现脘腹冷痛、溲清、便溏等症状,即所谓"阴胜则阳病"。

2. 阴阳偏衰　是指人体阴阳二气中某一方虚衰不足的病机变化,即阳偏衰和阴偏衰。《素问·调经论》指出:"阳虚则外寒,阴虚则内热。"

（1）阳偏衰:即阳虚,指机体阳气虚损,温煦、推动、气化等功能减退,出现虚寒内生的病理状态。临床表现为虚寒证,可见畏寒肢冷、小便清长、大便溏薄、舌胖苔白、脉沉迟等症状,即"阳虚则寒"。

（2）阴偏衰:即阴虚,指机体阴液亏虚,凉润、宁静、抑制等功能减退,出现虚热内生的病理状态。临床表现为虚热证,可见五心烦热、潮热盗汗、口燥咽干等症状,即"阴虚则热"。

3. 阴阳互损　指在阴或阳任何一方虚损的前提下,病变发展影响到相对的一方,形成阴阳两虚的病机变化。在阴虚的基础上,继而导致阳虚,称为阴损及阳;在阳虚的基础上,继而导致阴虚,称为阳损及阴。

4. 阴阳格拒　指在阴阳偏盛的基础上,由阴阳双方互相排斥而出现寒热真假的病机变化,包括阴盛格阳和阳盛格阴两方面。

（1）阴盛格阳:是指阴寒之邪盛于里,逼迫阳气浮越于外,而出现内真寒外假热的病机变化。其疾病的本质为阳气极虚,寒盛于内,但因其格阳于外,故临床表现反见面红烦热、口渴、狂躁不安等热象,身虽热,却反而喜盖衣被。

（2）阳盛格阴:是指邪热内盛,深伏于里,阳气郁闭于内,格阴于外,出现内真热外假寒的病机变化。多见于热病的热盛至极,反见四肢厥冷等假寒之象。

5. 阴阳亡失　是指机体的阴液或阳气因大量消耗而亡失,是生命垂危的一种病机变化,包括亡阳和亡阴。

（1）亡阳:是指机体的阳气突然大量脱失,导致全身功能突然严重衰竭的病机变化。亡阳多由于阴寒之邪过盛而致阳气突然脱失,也可由于素体阳虚、正气不足、疲劳过度等多种原因,或过用汗法、汗出过多、阳随阴泄、阳气外脱所致。亦可因慢性疾病,长期耗散阳气,虚阳外越所致,临床多见冷汗淋漓、汗液稀淡、面色苍白、手足厥冷、神情淡漠、呼吸气弱、舌质淡润、脉微欲绝等阳气欲脱之象。

（2）亡阴:是指机体的阴液突然大量消耗或丢失,而致全身功能严重衰竭的病机变化。亡阴多由于热邪炽盛,或邪热久留,大量耗伤阴液所致,也可由于其他因素大量耗损阴液而致,临床多见汗热而黏、如珠如油、身热肢温、虚烦躁扰、口渴饮冷、脉细数无力等。

由于机体的阴和阳存在着互根互用的关系,故亡阳则阴精无以化生而耗竭,亡阴则阳必无所依附而浮越于外,最终导致"阴阳离决,精气乃绝",生命亦告终结。

综上所述,阴阳失调的病机,是以阴和阳之间存在的相互制约、相互消长、互根互用和相互转化等理论来阐释、分析的。阴阳失调的病机虽然复杂,但其中最基本的病机是阴阳的偏胜和偏衰。

章末小结

　　本章的学习重点是阴阳、五行的概念;五脏与六腑的生理功能;气的生成、功能和分类;常见病因之六淫的基本特点。本章的学习难点为阴阳五行学说的基本内容;脏腑的生理功能;气、血、津液的生成和运行;六淫的致病特点。在学习过程中注意将本章理论运用到中医疾病的诊断、治疗与护理中。注意运用阴阳五行的哲学思想和整体观念,理解分析人体脏腑的生理、病理及其相互关系;理解"人与自然生命共同体""天人合一"的理念;思辨气、血、津液等物质和脏腑功能之间阴阳协调平衡的关系;运用各种病因的致病特点,分析疾病病因,正确进行"辨证求因"。学习中应特别注意藏象学说的构建,既有解剖方法获得的直观认识,又有整体观察方法所把握的宏观生命规律。因此,在学习过程中要注意运用整体观念,理解分析五脏的生理、病理及其相互关系,不能完全用现代医学的观念去理解中医的脏腑。

（朱　玛　侯尚燕　王　蓉）

 思考题

1. 通过学习中医阴阳五行学说的内容,试用所学知识分析阐释"人与自然生命共同体""人与自然和谐共生"的理念。

2. 心藏神与心主血脉的关系如何?

3. 如何从齿、骨、发中观察肾中精气的盛衰?

4. 为什么说"脾为后天之本"? 其意义如何?

5. 气的功能、分类有哪些?

6. 津液在机体内如何生成、输布和排泄?

7. 结合藏象学说,讨论气、血、津液与脏腑之间如何保持协调平衡?

第三章 | 中医护理程序

03章 数字内容

学习目标

1. 具有关心、尊重患者,与患者换位思考的意识和能力;合理应用中医预防原则和养生宣教的能力。
2. 掌握自主症状的问诊方法及临床意义;疾病的治疗原则。
3. 熟悉望诊和闻诊的方法;辨证的方法。
4. 了解切诊的方法。
5. 学会问诊的方法;能将收集的资料进行辨证分析,并制订相应的治疗原则。

第一节 诊 法

 工作情景与任务

导入情景:

患者,女,21 岁,护士,近日因天气变化而出现恶寒、发热,头身疼痛、无汗、鼻塞流清涕,舌苔薄白,脉浮紧。

工作任务:

1. 试分析上述症状分别根据哪种诊法得来。
2. 请结合中医护理的基本特点对患者进行分析和健康教育。

诊法是中医诊察疾病,了解病情的基本方法,也是护理人员进行病情观察的主要方法,包括望、闻、问、切四个方面,简称"四诊"。

一、望　诊

望诊包括全身望诊(望神、色、形、态),局部望诊(望头面、五官、皮肤、躯体、四肢、二阴等),望排出物,望舌和望小儿指纹。

(一)望神

神是精气的外在表现,精气是神的物质基础,通过望神可了解五脏精气的盛衰,也可判断病情的轻重与预后的吉凶。

1. 得神　表现为神志清醒、语言清晰、面色荣润、目光明亮、反应灵敏、动作灵活、肌肉不削,是精神充沛、正气充足的表现。多见于病情轻浅的患者或正常人。

2. 少神　表现为精神不佳、两目乏神、声低懒言、倦怠无力、动作迟缓,是精气轻损的表现。多见于体质虚弱的患者或病轻、恢复期的患者。

3. 失神　表现为表情淡漠、神情呆滞、目无光彩、语言不清、面色晦暗、反应迟钝、大肉已脱,是正气大伤,精气衰竭的表现;表现为神志昏迷、语言错乱、循衣摸床、撮空理线,是邪陷心包、内扰神明或肝风夹痰、蒙蔽清窍的表现。多见于病情严重的患者,预后不良。

4. 假神　表现为久病、重病之人突然精神好转,目光转亮,言语不休,想见亲人,颧赤如妆,食欲增加等,又称"残灯复明"或"回光返照",是患者精气将竭,阴阳即将离决的危候。多是危重患者临终的预兆。

 知识拓展

十问歌

明代医学家张景岳在总结前人问诊要点的基础上写成《十问歌》,清代陈修园又将其略作修改补充为:"一问寒热二问汗,三问头身四问便,五问饮食六问胸,七聋八渴俱当辨,九问旧病十问因,再兼服药参机变。妇女尤必问经带,迟速闭崩皆可见。再添片语告小儿,天花麻疹俱占验。"其内容言简意赅,可作为临床问诊时的参考。

(二)望色

望色,是观察面部皮肤色泽变化来诊察疾病的方法。

1. 常色　是指健康人面部皮肤的色泽。中国人的常色为红黄隐隐,明润含蓄。红黄隐隐是指皮肤黄里透红、红黄之间没有明确的界限;明润含蓄是指皮肤光明润泽、精彩内含而不显露。

2. 病色　是指人体在疾病状态时的面部色泽。

(1)青色:主寒证、痛证、血瘀证和惊风证。

（2）赤色：主热证。

（3）黄色：主脾虚证、湿证。

（4）白色：主虚证、寒证、失血、夺气。

（5）黑色：主肾虚、寒证、水饮、血瘀。

（三）望形态

1. 望形体　皮肤润泽,胸廓宽厚,肌肉充实,筋强力壮,骨骼坚实等是强壮的征象;皮肤枯槁,胸廓狭窄,肌肉瘦削,筋弱无力,骨骼脆弱等是衰弱的征象。

2. 望姿态　若患者卧时面常向外,躁动不安,仰卧伸肢,掀去衣被,多属阳证、热证、实证;若患者卧时面常向里,喜静懒言,肢体蜷缩,喜加衣被,多属阴证、寒证、虚证。

（四）望头颅五官

1. 望头颅

（1）望头形、囟门：小儿头形过大或过小,伴有智力发育不全,属先天不足,肾精亏损。小儿囟门下陷,多属虚证;囟门高突,多属实热证;囟门迟闭,多属肾精不足。

（2）望头发：发黑浓密润泽,是肾气盛而精血充足的表现。发稀疏易落,或干枯不荣,多为肾气亏虚,精血不足;突然出现片状脱发,多属血虚受风。

2. 望五官

（1）望目：目赤肿痛,多为实热证;白睛均匀发黄,多为黄疸病;目胞水肿,多为水肿病;眼窝凹陷,多为伤津。

（2）望耳：耳轮瘦小而薄,为先天亏损,肾气不足;耳轮皮肤甲错,可见于血瘀日久之人;小儿耳背有红络,耳根发凉,为麻疹先兆。

（3）望鼻：鼻煽,多为肺热壅盛或见于哮病、喘病;鼻塞流清涕,多为外感风寒;鼻塞流浊涕,多为外感风热;鼻塞流腥臭脓涕,日久不愈者,多为鼻渊。

（4）望唇、齿、龈：唇色淡白,多主血虚证;唇色深红,主实热证;唇色青紫,主血瘀证;口唇糜烂,为脾胃积热上蒸;小儿口腔、舌上布满白斑,为鹅口疮。齿龈红肿疼痛或出血,多为胃火上炎;牙齿松动稀疏,为肾虚或虚火上炎;睡中磨牙,为食积或虫积。

（5）望咽喉：咽部深红,肿痛明显,为实热证;咽部色红娇嫩,肿痛不显,多为虚热证。

（五）望皮肤

1. 形色变化　若皮肤虚浮肿胀,按有压痕,多为水湿泛滥;皮肤干瘪枯燥,多为津液耗伤或精血亏损;皮肤粗糙如鳞,抚之碍手者,是血虚夹瘀所致。

2. 斑疹　色红或青紫,点大成片,平铺于皮肤,抚之不碍手,压之不褪色,为斑;色红,点小如粟,高出皮肤,抚之碍手,压之褪色,为疹。无论斑或疹,都以皮肤红润光泽为顺,以色黯或突然隐没为逆。

（六）望排出物

1. 望痰涎　痰稠色黄,属热痰;痰稀色白量多,属寒痰;痰稠色白量多,易咯出者,属湿痰;痰稀而多泡沫,多属风痰;痰少而黏,难于咯出者,属燥痰;痰中带血,或咯血者,为热伤肺络。口中多涎,清稀自出者,多为脾胃阳虚;口流黏涎,多为湿热蕴脾。

2. 望呕吐物　呕吐物清稀无酸臭味,或呕吐清水痰涎,多因胃阳不足或寒邪犯胃;呕吐物秽浊有酸臭味,多因邪热犯胃;呕吐不消化、味酸腐的食物,多属伤食;呕吐黄绿苦水,多属肝胆郁热或湿热。

3. 望二便

(1)望大便:大便干结,面红身热者,多属实热伤津;大便干结如羊屎,排出困难,为肠道津亏;大便清稀,完谷不化,或如鸭溏者,属脾虚或脾肾亏虚;大便色黄如糜,有恶臭者,属湿热泄泻。

(2)望小便:小便清长量多,伴形寒肢冷,多属寒证。小便短黄量少,尿时灼热疼痛,多属热证。尿中带血,多因热伤血络,或脾肾不固,或湿热蕴结膀胱所致。尿有砂石,多因湿热蕴结膀胱,日久煎熬津液所致。

(七)望舌

望舌,又称舌诊,是观察舌质与舌苔的变化以了解病情的方法。望舌质以候脏腑之虚实,气血之盛衰;望舌苔以测病邪的深浅,邪正的消长。

正常舌象的特征是舌体柔软,运动灵活自如,舌色淡红润泽、不胖不瘦,舌苔均匀,薄白、干湿适中、不黏不腻。可概括为"淡红舌,薄白苔"。

舌与脏腑的关系密切,脏腑病变反映于舌面,有一定的分布规律(图3-1-1):舌尖反映心肺的病变;舌边反映肝胆的病变;舌中反映脾胃的病变;舌根反映肾的病变。

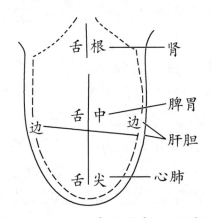

图 3-1-1　舌诊脏腑部位分属图

1. 望舌质　包括望舌色、舌形、舌态等方面内容。

(1)望舌色

1)淡白舌:较正常舌色浅淡为淡白舌,主虚证、寒证。如舌淡白而舌体瘦薄,属气血两虚证;舌淡而润且舌体胖嫩,多属阳虚证。

2)红绛舌:舌色较正常红,甚至呈鲜红色,为红舌,主热证;较红舌颜色更深,为绛舌,主热甚。若舌色红绛起芒刺或兼黄厚苔,多属实热证;舌色红绛少苔,或无苔,或有裂纹,属虚热证。

3）紫舌：舌质色紫为紫舌，主热证、寒证、血瘀证。舌面或舌边见紫色斑点、斑块，称瘀点或瘀斑。

（2）望舌形

1）胖大舌：较正常舌体大而厚，伸舌满口，为胖大舌，主水湿、痰饮。

2）瘦薄舌：舌体较正常舌瘦小而薄，为瘦薄舌，多为气血两虚或津液耗伤所致。

3）裂纹舌：舌面上有各种明显的裂纹，为裂纹舌，多属阴液亏损或气血不足。

4）齿痕舌：舌体边缘有牙齿压迫的痕迹，为齿痕舌，多属脾虚或寒湿壅盛。

5）芒刺舌：舌乳头增生、肥大、高起如刺，为芒刺舌，多属热邪亢盛。

（3）望舌态

1）强硬舌：舌体屈伸不利或不能转动者，为强硬舌，多见于热入心包或中风。

2）痿软舌：舌体软弱，伸卷无力，转动不便，为痿软舌，多为伤阴或气血两虚。

3）颤动舌：舌体不自主地颤动、动摇不定者称为颤动舌，多为肝风内动。

4）歪斜舌：伸舌时舌体偏斜于一侧，称为歪斜，多见于中风或中风先兆。

5）吐弄舌：舌伸于口外，久不回缩，为吐舌；反复伸舌即回，或反复舐弄口唇四周，为弄舌。多为心脾积热、动风先兆，或见于先天愚型患儿。

2. 望舌苔　包括望苔色和望苔质两个方面。

（1）望苔色

1）白苔：一般常见于表证、寒证。苔白薄者多为表证；苔白厚者多为寒证。

2）黄苔：主热证、里证。淡黄为热轻，深黄为热重，焦黄为热极。

3）灰苔：主里热证、寒湿证。苔灰而干燥，为外感热病；苔灰而润，为痰饮内停或寒湿内阻。

4）黑苔：黑苔多由灰苔或黄苔发展而来，主热极、寒盛。常见于疾病的严重阶段。

（2）望苔质：主要观察舌苔的厚薄、润燥、腻腐、剥落等变化。

1）厚薄苔：反映病邪的深浅。透过舌苔能看到舌体为薄苔，不能看到舌体为厚苔。苔薄多主表证，苔厚多主里证。舌苔由薄转厚，表示病情由轻转重；舌苔由厚变薄，病情由重变轻。

2）润燥苔：反映津液的盈亏。苔面干燥，多见于热盛津伤或阴液亏耗的病证。苔面有过多水分，多是水湿内停之证。舌苔由燥转润，表示病情好转；由润变燥，则表明津液已伤，热邪加重或邪从热化。

3）腻腐苔：反映体内湿浊情况。苔质颗粒粗大、疏松而厚，形如豆腐渣堆积舌面，刮之易去为腐苔，多见于食积、痰浊等证。若苔质颗粒细腻致密，黏滑不易刮去，如涂油彩为腻苔，多见于湿浊、痰饮、食积等证。

4）剥落苔：舌面光洁如镜，为光剥舌，又叫镜面舌，是胃阴枯竭，胃气大伤的表现。若是舌苔剥落不全，剥脱处光滑无苔，称为花剥苔，属胃的气阴两伤之证。

（八）望小儿指纹

望小儿指纹,是指观察 3 岁以内小儿食指掌侧前缘脉络色泽与形态的变化,以诊察病情的一种方法。小儿食指第一节为风关,第二节为气关,第三节为命关(图 3-1-2),诊察指纹时,医者用左手握住患儿食指末端,以右手拇指用适中力量从命关向气关、风关直推数次,使指纹显露,便于观察。正常小儿指纹在食指掌侧前缘,隐现于风关内,色浅红,呈斜形、单支,粗细适中。病理性小儿指纹的临床意义如下:

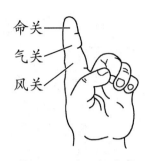

图 3-1-2　小儿指纹三关示意图

1. 浮沉分表里　络脉浮露者,多属表证;络脉沉隐者,多属里证。
2. 红紫辨寒热　颜色紫红,主热证;鲜红,主表寒证;青紫,主痛证、惊风。
3. 淡滞定虚实　颜色浅淡不泽,多属虚证;色深黯滞,多属实证。
4. 三关测轻重　络脉显于风关,为邪气入络,邪浅病轻;达于气关,为邪气入经,邪深病重;达于命关,为邪入脏腑,病情危重;若络脉直达指端,为"透关射甲",病属凶险,预后不良。

二、闻　诊

闻诊是通过听声音和嗅气味来诊断疾病的方法。

（一）听声音

1. 语声　是通过听患者声音及语言的变化来了解病情。

（1）语声:语声高亢洪亮,多言而躁动,属实证、热证;语声低微无力,少言而沉静,属虚证、寒证。

（2）语言:若神志不清,胡言乱语,声高有力,为谵语,多属热扰心神之实证;神志不清,语言重复,时断时续,声音低弱,为郑声,多属心气大伤,精神散乱之虚证。语言错乱,语后自知,不能自主者,为错语,虚证多属心脾两虚,实证多属心神被遏。若是语言粗鲁,狂妄叫骂,丧失理智,为狂言,常见于狂证,是痰火扰心所致。喃喃自语,见人便止,是独语,常见于癫证,多为心气虚,精不养神的表现。语言謇涩,多为风痰上扰的表现。

2. 呼吸　呼吸音变化与肺功能失常密切相关。

（1）气息:呼吸微弱,多是肺肾之气不足,属于内伤虚损;呼吸有力,声高气粗,多是邪热内盛,气道不利,属于实热证。

（2）哮与喘:呼吸困难、短促急迫甚至鼻煽,或张口抬肩不能平卧者称为喘。呼吸急促似喘,喉间有哮鸣音称为哮。

（3）少气:呼吸微弱,气少不足以息,称为少气,多因气虚所致。

3. 咳嗽　咳声重浊,多属实证。咳声低微气弱,多属虚证。咳声重浊,痰白清稀,鼻塞不通,多属外感风寒;咳声不扬,痰稠色黄,不易咳出,多属热证;咳声沉闷,痰多易咳,多属痰湿阻肺;干咳无痰或痰少而黏,不易咳出,属燥邪伤肺或阴虚肺燥。

4. 太息　又称叹息,是指情志抑郁,胸闷不畅时发出的长吁或短叹声。多为肝气郁结的表现。

（二）嗅气味

1. 病体气味

（1）口气:口气臭秽,多属胃热或消化不良,也见于龋齿、口腔不洁等;口气酸馊,多是胃有宿食;口气腐臭,多内有溃腐脓疡。

（2）二便:大便酸臭,为肠有郁热;大便溏泄而腥,为脾胃虚寒;大便泄泻臭如败卵,矢气酸臭者,多为消化不良,宿食停滞。小便臊臭,黄赤混浊,为膀胱湿热;尿甜并有烂苹果样气味者,为消渴病。

2. 病室气味　病室有腥味,患者多为失血;病室有腐臭气,患者多患溃腐脓疡;病室尸臭,多为脏腑衰败,病情危笃;病室尿臊气,见于水肿病晚期;病室有烂苹果样气味,多为消渴危重症;病室有蒜臭味,多见于有机磷中毒。

三、问 诊

 工作情景与任务

导入情景:

小李是医院中医科的一名护士,今早7:30诊室来了一名患者,脸色苍白,表情痛苦,一进门就疲惫地坐到了诊疗床旁。小李走过去俯身问了患者一些问题。

工作任务:

1. 假如你是小李,你将如何对患者进行提问?

2. 如何根据患者的回答,归纳患者的临床资料?

问诊的内容包括一般情况、主诉、现病史、既往史、个人生活史和家族史等,问诊内容涉及范围广泛,既要全面了解,又要重点询问。

（一）问寒热

问寒热是询问患者有无怕冷、发热的感觉。

1. 恶寒发热　是指患者恶寒与发热并见,多为外感表证。恶寒重发热轻,为风寒表证;恶寒轻发热重,为风热表证;发热轻而恶风汗出,是太阳中风证。

2. 但寒不热　是指患者只感怕冷而不发热,多为里寒证。若久病兼有面色苍白、肢冷蜷卧等,属里虚寒证;若新病,伴有某部位剧烈疼痛,属里实寒证。

3. 但热不寒　是指患者只发热不怕冷的症状,多属里热证。

（1）壮热：患者高热（体温39℃以上）不退，不恶寒，仅见恶热，属里实热证。

（2）潮热：指发热如潮汐之有定时。日晡发热明显或热势更甚，为阳明潮热，由胃肠燥热内结所致；午后及夜间低热，表现为五心烦热或骨蒸潮热，由阴虚发热所致；身热不扬，午后热甚，为湿温潮热，因湿遏热伏所致。

4. 寒热往来　指患者自觉恶寒与发热交替发作的症状，是正邪相争、互为进退的病理反应，常见于伤寒病的少阳证或温病的邪伏膜原，为邪在半表半里证的特征。

（二）问汗

1. 汗出的有无　表证无汗，多属表实证；里证无汗，多因津血亏虚或阳虚所致。表证有汗，多见于风邪犯表证或风热表证。里证汗出，多属里热证或里虚证。

2. 汗出的时间　日间汗出不止，活动后更甚，称为自汗，多见于气虚证或阳虚证。入睡后汗出，醒后汗止，谓之盗汗，多见于阴虚内热证。

（三）问疼痛

1. 疼痛的部位

（1）头痛：根据头痛部位，可确定病在何经。前额连眉棱骨痛者，属阳明经头痛；头颞侧疼痛，属少阳经头痛；后头部痛连项者，属太阳经头痛；头顶痛，属厥阴经头痛；头痛连齿者，属少阴经头痛。

（2）胸痛：多为心肺病变。左胸心前区憋闷作痛，时作时止，病位在心，常见于胸痹等病；胸部作痛，兼咳喘者，病位在肺，常见于肺痨、肺痈等病。

（3）脘腹痛：多为脾胃病证。脘腹痛而喜暖者，为寒证；痛而喜凉为热证。疼痛拒按为实证，疼痛喜按为虚证。

（4）腰痛：腰脊或腰骶部绵绵作痛，腰酸无力者，属肾虚腰痛。腰部冷痛沉重，阴雨天疼痛加重者，多属寒湿腰痛。腰痛如针刺，痛处固定不移，拒按不能转侧者，多因外伤瘀血所致。

2. 疼痛的性质　胀痛，多属气滞；刺痛，多属血瘀；重痛，多属湿盛；隐痛，多属气血亏虚；痛而喜暖，多为寒证；痛而灼热，多为热证；痛如刀绞，多为实邪瘀阻。

（四）问饮食口味

1. 口渴与饮水　大渴喜冷饮，为热盛伤津；口干但欲漱水不欲咽，可见于瘀血内停；多饮伴小便量多，多见于消渴。

2. 食欲与食量　食欲减退或不欲食，多为脾胃虚弱，或湿盛困脾，或饮食停滞所致。食欲旺盛，食后不久即感饥饿者，为消谷善饥，多见于消渴病。

3. 口味　口苦，多属热证，常见于肝胆实热；口甜而腻，多属脾胃湿热；口中泛酸，多为肝胃蕴热；口中酸馊，多为食积内停；口淡乏味，常见于脾虚不运。

（五）问二便

1. 小便　小便排出不畅而涩痛，多见于湿热下注之淋证；小便失禁，为肾气不固，膀胱失约；尿量明显增多，多见于虚寒证或消渴病；尿量明显减少，多见于热证或水肿病。

2. 大便　排便困难,便次减少,多属热结肠道,或津液亏少,或阴血不足,或阳虚寒凝;便次增多,便质稀薄甚则如水样,多属大肠湿热,或食滞胃肠,或脾胃虚寒,或肾虚命门火衰;大便夹有脓血黏液,里急后重多见于痢疾。

（六）问睡眠

1. 失眠　又称不寐或不得眠,指经常不易入睡,或醒后不能再睡,或睡而不酣易惊醒,甚至彻夜不眠。为阴血不足、心神失养,或邪气干扰、心神不宁所致。

2. 嗜睡　也称多寐,多睡眠,指不论昼夜皆睡意很浓,经常不自主入睡。多由痰湿内盛,或脾气虚弱,或心肾阳衰所致。

（七）问经带

1. 月经　正常周期约为 28 日,经期为 3～5 日,经量为 50～100ml。

（1）经期异常:月经周期提前 7 日以上,持续 2 个周期以上者,为月经先期,多由气虚、肾虚或血热所致;月经周期推后 7 日以上,持续 2 个周期以上者,为月经后期,多由寒凝、血虚所致;月经先后无定期,多由气郁、脾肾虚损,或瘀血阻滞所致。

（2）经量异常:月经量多,多因血热或气虚、瘀血、异物内阻等所致。月经量少,多因血虚、寒凝、血瘀、痰湿阻滞所致。行经年龄未孕且不在哺乳期,而停经超过 3 个月,称为闭经,多由气虚血亏、气滞血瘀、寒凝痰阻所致。

（3）经色、经质异常:正常月经颜色正红,质地不稀不稠,不夹血块。若经色淡红质稀,多为血少不足,属虚证;经色深红质稠,属血热内炽,为实证;若经色紫黯有块,多为寒凝血瘀。

（4）行经腹痛:经行时腰部疼痛,甚至剧痛不能忍受,并随月经周期持续发作,称行经腹痛,简称"痛经"。经前或经期小腹胀痛或刺痛,多属气滞或血瘀;小腹冷痛,遇暖则缓者,多属寒凝或阳虚;行经后小腹隐痛、腰酸痛者,多属气血亏虚。

2. 带下　是指妇女阴道内的白色或透明无臭的黏性液体,起润滑作用。带下色白量多,质稀,淋漓不绝,多因脾肾阳虚,寒湿下注所致;带下色黄,质黏而臭秽,多由湿热下注所致。

（八）问小儿

主要了解小儿出生前后情况,询问预防接种情况、传染病史和传染病接触史,以及发病原因等。另外,还应询问小儿家族遗传史。

四、切　诊

切诊,包括脉诊和按诊两个部分。

（一）脉诊

脉诊,又称切脉,是医护人员运用手指切按患者脉搏、探测脉象,借以了解病情,辨别病证的诊察方法。

1. 脉诊的部位　常用部位是手腕部的寸口脉,分寸、关、尺三部,掌后高骨(桡骨茎突)的内侧部位为关部,关前(腕端)为寸,关后(肘端)为尺。寸、关、尺三部脉分候不同的脏腑:左寸候心,左关候肝,左尺候肾;右寸候肺,右关候脾胃,右尺候命门(图3-1-3)。

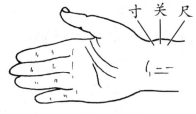

图 3-1-3　脉诊寸关尺部位图

2. 脉诊的方法　切脉时,患者取坐位或仰卧位,手臂放平与心脏近于同一水平,直腕,掌心向上,腕背部垫一脉枕。医者以左手切按患者右脉,以右手按其左脉。先用中指在掌后高骨定关,然后用食指按在关前定寸,用环指按在关后定尺。三指应呈弓形,指头齐平,以指腹按触脉体。布指的疏密要与患者的身长相适应,身材高大,布指宜疏;身材矮小,布指宜密。小儿寸口部位用一指定关法诊脉。3 岁以下的小儿,可用望指纹代替脉诊。

切脉时,常运用三种不同的指力以体察脉象,指力轻按在皮肤上为举,又称浮取;指力重按至筋骨为按,又称沉取;指力不轻不重,按到肌肉,此为寻,又称中取。寸、关、尺三部,每部都有浮、中、沉三候,合称"三部九候"。

3. 正常脉象　又称平脉、常脉。平脉表现为三部均有脉,一息 4～5 至,节律一致,不浮不沉,不大不小,从容和缓,柔和有力,尺部沉取有力。

4. 常见病脉与主病　疾病反映于脉象的变化,即为病脉(表3-1-1)。

表 3-1-1　常见病脉脉象及主病

类别		脉象	主病
部位	浮脉	轻取即得,重按稍减	表证,有力为表实,无力为表虚
	沉脉	轻取不应,重按始得	里证,有力为里实,无力为里虚
速率	迟脉	脉来迟慢,一息不足 4 至	寒证,有力为实寒,无力为虚寒
	数脉	脉来急促,一息超过 5 至	热证,有力为实热,无力为虚热
力量	虚脉	三部脉举寻按皆无力,为无力脉的总称	虚证,多为气血两虚
	实脉	三部脉举寻按皆有力,为有力脉的总称	实证
脉道	洪脉	脉来如波涛汹涌,来盛去衰	热盛
	细脉	脉细如线,软弱无力,但应指明显	诸虚劳损,湿证
	濡脉	浮而细软	虚证,湿证

类别		脉象	主病
血流	滑脉	往来流利,如盘走珠	痰饮、食滞、实热
	涩脉	往来艰涩不畅,有如轻刀刮竹	气滞、血瘀、精伤、血少
紧张度	弦脉	端直以长,如按琴弦	肝胆病、痛证、痰饮
	紧脉	脉来绷直,应指紧张,状如牵绳转索	寒证、痛证
节律	促脉	脉来急数而有不规则的间歇	阳盛实热,气血、痰饮、宿食停滞
	结脉	脉来缓慢而有不规则的间歇	阴盛气结,寒痰血瘀
	代脉	脉来缓慢而有规则的间歇	脏气衰微,风证,痛证,惊恐,跌仆损伤

（二）按诊

按诊是用手触、摸、按、叩身体某些部位以了解局部冷热、软硬、压痛、痞块等异常变化,从而推断疾病部位、性质和病情轻重等情况的诊察方法。

按诊包括按肌肤、按手足、按胸腹等。如手足俱冷,为阳虚寒盛;手足心热,为阴虚内热。皮肤润泽,为津液未伤;皮肤干燥,为津液不足。腹痛喜按,为虚证;腹痛拒按,为实证。

第二节 辨 证

辨证,是应用中医理论,根据四诊所收集的资料,对疾病进行分析、归纳,判断其证候的过程。常用的辨证方法有八纲辨证、脏腑辨证、卫气营血辨证等。

一、八 纲 辨 证

八纲是指阴、阳、表、里、寒、热、虚、实八个辨证纲领。八纲辨证是对病证类别、病位深浅、疾病性质、正邪盛衰等方面的归纳和概括,是其他各种辨证方法的基础。

（一）表里辨证

表里是辨别疾病病位浅深和病势进退的纲领。

1. 表证　表证由外感病邪引起,多见于外感病初期,病邪在皮毛、肌腠、经络等部位,具有发病急、病程短的特点。临床表现以恶寒发热、舌苔薄、脉浮为辨证要点,可兼有头身疼痛、鼻塞、流涕、咳嗽等症。

2. 里证　里证病因复杂,见于内伤病或外感病的中后期,疾病深入气血、脏腑、骨髓,具有病程长、病情重、表现多样等特点。临床表现为无新起恶寒发热,以脏腑功能失调为辨证要点。

3. 表证与里证的鉴别　见表 3-2-1。

表 3-2-1　表证、里证鉴别表

证型	寒热表现	其他症状	舌象	脉象	病程
表证	恶寒发热并见	鼻塞、流涕、咳嗽、身痛等	无明显变化	浮	短
里证	但寒不热或但热不寒	心悸、腹痛、便秘、尿赤等内脏症状	舌象多有变化	沉	长

（二）寒热辨证

寒热是审察疾病性质的辨证纲领。

1. 寒证　感受寒邪，或过食生冷，或脏腑阳气不足都可导致寒证发生。临床表现为：恶寒肢冷，畏寒喜暖，表情淡漠，面色苍白，痰涎清稀，口淡不渴，小便清长，大便溏泄，舌淡，苔白，脉紧或迟等。

2. 热证　感受热邪，或寒邪入里化热，或情志过激、郁久化热，或食积日久化热，或久劳伤阴而导致热证发生。临床表现为：发热，口渴喜冷饮，面红目赤，痰涕黄稠，小便短赤，大便秘结，舌红，苔黄，脉数等。

3. 寒证与热证的鉴别　见表 3-2-2。

表 3-2-2　寒证与热证的鉴别表

证型	寒热	面色	渴	痰涕	二便	舌象	脉象
寒证	恶寒喜暖	白	口不渴	清	小便清长，大便溏泄	舌淡，苔白	紧或迟
热证	发热喜凉	红	口渴	黄	小便短赤，大便秘结	舌红，苔黄	数

（三）虚实辨证

虚实是辨别邪正盛衰的辨证纲领。

1. 虚证　因先天不足，或七情、饮食、劳逸失常致脏腑功能减退所致的一类证候。虚证包括阴虚、阳虚、气虚、血虚等，各种虚证的表现各不相同，很难用几个症状全面概括。临床表现以不足、衰退、不固为基本特征，一般久病、势缓，或耗损过多，或体质虚弱者多为虚证。

2. 实证　是感受外邪或脏腑功能失调，体内病理产物蓄积的一类证候。实证的临床表现多样，以有余、亢盛、停聚为基本特征，一般新起、暴病，或病势急剧，或体质壮实者多实证。

3. 虚证与实证的鉴别　见表 3-2-3。

表 3-2-3　虚证与实证的鉴别表

证型	病程	疼痛	精神	声音	气息	舌象
虚证	长	喜按	萎靡	声低	气微	嫩舌,少苔或无苔
实证	短	拒按	亢奋	声高	气粗	老舌,苔厚

（四）阴阳辨证

阴阳是辨别病证类别的纲领,是八纲辨证的总纲。

1. 阳证　一切符合"阳"的属性的证候,包括表证、热证、实证。临床表现为:恶寒发热,面红目赤,心烦不安,呼吸气粗,喘促痰鸣,大便秘结,小便短赤,舌红绛,苔黄黑,脉滑数。

2. 阴证　一切符合"阴"的属性的证候,包括里证、寒证、虚证。临床表现为:畏寒肢冷,面色黯淡,神疲乏力,语声低微,大便溏泄,小便清长,舌淡胖,苔白润,脉细弱或沉迟。

3. 阳证与阴证的鉴别　见表 3-2-4。

表 3-2-4　阳证与阴证的鉴别表

证型	面色	寒热	精神	二便	舌象	脉象
阳证	面红	发热	心烦不安	大便秘结,小便短赤	舌红绛,苔黄黑	滑数有力
阴证	黯淡	形寒	神疲乏力	大便溏泄,小便清长	舌淡胖,苔白润	细弱或沉迟无力

二、脏 腑 辨 证

脏腑辨证,是根据脏腑的生理功能、病理表现,将四诊所获得的临床资料进行分析,判断病变的脏腑部位、病因、性质、正邪盛衰的一种辨证方法,是辨证体系中的重要内容。

 工作情景与任务

导入情景:

患者,男,63 岁,一年来异常怕冷,穿的衣服总比别人多,夏天不敢开空调,也不敢吹风扇,腹部发冷,一日大便 3~4 次,粪质清稀,夹有未消化食物。

工作任务:

对上述病证进行辨证分析。

（一）心病与小肠病辨证

心病的常见症状：心悸、心痛、心烦、失眠、多梦、健忘、神志异常等。

小肠病的常见症状：小便赤涩等。

心病与小肠病辨证见表3-2-5。

表3-2-5　心病与小肠病辨证

证型	病机	症状特点
心气虚证	心气不足，运血无力	心悸，怔忡，面色淡白，舌淡，苔白，脉虚
心阳虚证	心阳不足，虚寒内生	心悸，怔忡，面色㿠白，畏寒肢冷，胸痛，舌淡胖，苔白滑，脉微细
心阳暴脱证	心阳虚衰，神散不收	突然冷汗淋漓，四肢厥冷，口唇青紫，神志模糊或昏迷，脉微欲绝
心血虚证	心血不足，失于濡养	心悸，失眠，多梦，健忘，眩晕，面色淡白或萎黄，唇舌淡白无华，脉细弱
心阴虚证	心阴不足，虚热内扰	心悸心烦，失眠，多梦，五心烦热，两颧发红，舌红少津，脉细数
心脉痹阻证	心脉瘀阻，不通则痛	心胸憋闷疼痛，痛引肩背，时发时止
心火亢盛证	热扰心神，迫血妄行	心烦失眠，口舌生疮，或吐血、衄血，面赤口渴
小肠实热证	心火下移小肠	小便短赤，尿血，尿道灼痛，心烦口渴，口舌生疮

（二）肺病与大肠病辨证

肺病的常见症状：咳喘、咯痰、胸痛、咯血、水肿等。

大肠病的常见症状：便秘或泄泻等。

肺病与大肠病辨证见表3-2-6。

表3-2-6　肺病与大肠病辨证

证候	病机	症状特点
风寒束肺证	风寒袭肺，肺卫失宣	咳嗽，痰清稀，咽痒，恶寒发热，苔薄白，脉浮紧
风热犯肺证	风热袭肺，肺失清肃	咳嗽，痰黄稠，咽痛，恶寒发热，苔薄黄，脉浮数
燥邪犯肺证	燥伤肺津，肺失清润	干咳，无痰，发热，微恶风寒，口干，唇燥，苔燥，脉浮数或浮紧
肺气虚证	肺气不足，宣降无力	咳喘无力，畏风自汗，动则加重，语声低微，神疲乏力，容易感冒，舌淡，苔白，脉虚

证候	病机	症状特点
肺阴虚证	肺阴不足,虚热内生	干咳无痰,或痰少而黏,或咳痰带血,口干咽燥,声音嘶哑,形体消瘦,潮热颧红,舌红少津,脉细数
痰热壅肺证	痰热互结,壅闭于肺	咳嗽,痰黄量多,气喘,身热,舌红,苔黄腻,脉滑数
寒痰阻肺证	寒痰阻肺,肺气上逆	咳嗽,痰白稀,量多易咳,舌淡,苔白腻,脉迟缓
大肠津亏证	大肠津亏,失于濡润	大便干结难解,数日一行,唇舌干燥,舌红少津,脉细

(三)脾病与胃病辨证

脾病的常见症状有:腹胀、腹痛、食少纳呆,便溏、水肿、慢性出血、内脏下垂等。

胃病的常见症状有:胃胀、胃痛、呕吐、嗳气、呃逆等。

脾病与胃病辨证见表3-2-7。

表3-2-7 脾病与胃病辨证

证候	病机	症状特点
脾气虚证	脾气虚弱,运化失常	食少便溏,腹胀,面色萎黄,神疲懒言,舌淡,苔白
脾气下陷证	脾气虚弱,升举无力	脘腹坠胀,内脏下垂,久泻,头晕目眩,舌淡,脉弱
脾不统血证	脾气虚弱,统摄无权	各种出血,色淡质稀,食少便溏,神疲乏力,舌淡,脉细弱
脾胃虚寒证	脾阳不足,失于温运	食欲缺乏,脘腹冷痛,水声漉漉,喜按喜暖,畏寒肢冷,舌淡胖、有齿痕,脉沉迟无力
胃阴虚证	胃阴亏虚,虚热内生	胃脘隐痛,饥不欲食,干呕,口干,大便干结,舌红少苔,脉细数
胃热证	火热炽盛,失于通降	胃脘灼痛拒按,消谷善饥,吞酸,渴喜冷饮,大便秘结,舌红,苔黄,脉滑数
食滞胃脘证	饮食停滞,胃气失降	胃脘胀痛拒按,嗳腐吞酸,呕吐酸腐食物,口臭,大便酸臭,舌苔厚腻,脉滑

(四)肝病与胆病辨证

肝病的常见症状:情志抑郁或性情多变,胁肋、少腹胀痛,眩晕,目疾,筋脉拘挛,女性月经不调,男性睾丸胀痛等。

胆病的常见症状:口苦,黄疸,惊悸等。

肝病与胆病辨证见表3-2-8。

表3-2-8 肝病与胆病辨证

证候	病机	症状特点
肝气郁结证	肝失疏泄,气机郁滞	情志抑郁,胁肋、少腹胀痛,善太息,女性月经不调,乳房胀痛,苔薄白,脉弦
肝火上炎证	肝火炽盛,气火上逆	头晕胀痛,胁肋灼痛,急躁易怒,耳鸣如潮,口干口苦,便秘尿黄,或吐血,舌红,苔黄,脉弦数
肝血虚证	肝血不足,失于濡养	头晕眼花,视物模糊,肢体麻木,关节拘急,爪甲不荣,面白无华,舌淡,脉细
肝阳上亢证	肝肾阴亏,阴不制阳,阳亢于上	头目胀痛,急躁易怒,面红目赤,腰膝酸软,头重脚轻,脉弦细数或有力
肝风内动证	肝脏失调,引动肝风	眩晕欲仆,语言謇涩,甚则突然昏倒,不省人事;或角弓反张,手足抽搐,两目上视;或手足蠕动
肝胆湿热证	湿热蕴结,疏泄失职	胁肋灼热胀痛,腹胀食少,厌食油腻,口苦泛恶,舌红,苔黄腻,脉弦数

(五)肾病与膀胱病辨证

肾病的常见症状:腰膝酸软,须发早白,牙齿摇动,耳鸣、耳聋,不孕不育,呼吸气短而喘,二便失常,水肿等。

膀胱病的常见症状:尿频、尿急、尿痛、遗尿、小便失禁等。

肾病与膀胱病辨证见表3-2-9。

表3-2-9 肾病与膀胱病辨证

证候	病机	症状特点
肾阳虚证	肾阳不足,失于温煦	腰膝酸软,畏寒肢冷,不孕不育,五更泄泻,水肿,舌淡胖,苔白,脉沉细无力
肾阴虚证	肾阴不足,虚热内生	腰膝酸痛,失眠多梦,潮热盗汗,咽干颧红,小便短少,大便干结,女性月经过少或闭经,男子阳强易举,遗精,舌红少津,脉细数
肾气不固证	肾气亏虚,固摄无权	腰膝酸软,神疲乏力,小便频数清长,尿后余沥,遗尿,小便失禁,女性月经淋漓不尽、易胎漏或胎动不安,男性早泄,舌淡,苔白,脉弱
肾不纳气证	肾气亏虚,摄纳无权	久病咳喘,呼吸表浅,动则加重,腰膝酸软,神疲自汗,舌淡,苔白,脉弱

证候	病机	症状特点
膀胱湿热证	湿热内蕴,气化失司	尿频、尿急、尿痛,小便短黄,或尿有砂石,甚至尿血,小腹胀痛,或伴有发热腰痛,舌红,苔黄腻,脉滑数或濡数

三、卫气营血辨证

卫气营血辨证是一种诊治外感温热病的辨证方法。卫气营血辨证将温热病发展过程概括为卫分、气分、营分和血分四个不同病理阶段,用以说明病位浅深、病势轻重和传变规律,并指导临床治疗。

卫分证、气分证、营分证、血分证的鉴别见表 3-2-10。

表 3-2-10 卫分证、气分证、营分证、血分证的比较表

证候	病机	症状特点
卫分证	病邪在表	发热重,恶寒轻,咳嗽微渴,咽喉疼痛,舌边尖红,脉浮数
气分证	邪传脏腑	发热不恶寒,心烦,口渴,尿赤,舌红苔黄,脉数有力。或咳喘,咯吐脓痰;或腹痛拒按,大便秘结;或口苦,胁痛等
营分证	营阴受伤,心神被扰	身热夜甚,口渴不甚,心烦不寐,斑疹隐隐,舌红绛,脉细数
血分证	邪入血分,耗血,伤阴,动血,动风	身热夜甚,烦热躁扰,甚或神昏谵语,斑疹显露、色紫黑,出血,舌深绛或紫,脉细数;或抽搐,颈项强直等

第三节 防 治 原 则

一、预 防 原 则

防治原则是预防疾病和治疗疾病必须遵循的基本原则。

预防,就是采取一些措施,防止疾病的发生与发展。中医一向重视疾病的预防,《黄帝内经》就有"治未病"的记载。疾病预防的原则,包括未病先防和既病防变。

扁鹊三兄弟

据《鹖冠子·世贤》记载,有一次魏文王问扁鹊:"你家兄弟三人,哪一位最精通医术呢?"扁鹊说:"大哥医术最精,二哥次之,我最差。"魏文王问道:"可为什么你的名气最大呢?"扁鹊说:"大哥治病,是在疾病还未真正形成时就将其除掉,所以他的名声传不出家门;二哥治病,是在疾病刚刚萌芽时就治愈它,所以他的名声也只在乡里之间;而我扁鹊治病,是针刺血脉,给病人吃的是烈性药,用药膏敷在肌肤上,所以名声越传越响,在诸侯之间也有不小的名气。"魏文王叹道:"确实是这样啊!"这个传说形象地表达了中医学"上工治未病"的思想。

1. 未病先防   是指在疾病发生之前,采取措施以防止疾病的发生。邪正盛衰是疾病发生的主要矛盾,所以未病先防,主要是采取各种措施,达到增强正气和防止病邪侵害的目的。

(1) 增强正气

1) 顺应自然:自然界是人类赖以生存的必要条件,自然界的四时气候变化、昼夜晨昏更替可对人体产生影响。因此,人们要顺应自然,依据自然变化规律合理安排生活起居,调节作息时间,做到"春夏养阳,秋冬养阴"。

2) 养性调神:神是人体生命活动的主宰,所以养生先养神。"恬淡虚无,真气从之,精神内守,病安从来。"心神安宁,则脏腑功能正常发挥。意志坚定,控制情绪,七情发之有度,有益于安神定志。

3) 护肾保精:肾藏精,为先天之本,人体生命活动的原动力。房事节制是护肾保精的重要内容,此外还可通过按摩、食疗、针灸等方式固护肾保精。

4) 形体锻炼:适度的体育运动,可促进人体气血运行畅通,脏腑功能旺盛。脏腑的功能活动能化生精、气、血、津液,而精、气、血、津液是神的物质基础,所以,形体锻炼可以调节心神,以达到形与神俱的目的。

5) 饮食有节:饮食养生提倡饮食定时定量,五味有所节制,不可偏嗜,控制肥甘厚腻的摄入。注意选择适合自身体质的食物:体质偏热,宜多食寒凉之品;体质偏寒,宜多食温热之品。

6) 药物、针灸、推拿预防:药物预防是根据个人体质,选择一些可以长期服用的药物,平调阴阳,起到养生保健,防病益寿的作用。有些中药还能预防疫病,如用板蓝根、大青叶预防流感,用茵陈蒿预防肝炎等。针灸、推拿等外治法,通过经络的感应传导及调节功能,达到调整阴阳的作用,是日常保健的常用方法。

(2) 防止病邪侵害:"虚邪贼风,避之有时",预防疾病还需避免病邪的侵袭,包括冬日防寒,夏日防暑;住明亮向阳之居,避阴暗潮湿之处;防疫疠之染;注意环境、食物卫生;防范外伤和虫兽伤等。

2. 既病防变　是指在发生疾病的初期,早期诊断、早期治疗,以防止疾病的发展和传变。

(1)早期诊治:在疾病初期,病位较浅,病情较轻,正气未衰,尽早诊断,尽快治疗,能较快恢复。如不及时治疗,病邪深入,病情加重,正气衰减,则健康较难恢复。

(2)防止传变:是指在掌握疾病传变规律的基础上,及时采取适当的措施以防止疾病进一步发展。如温热病邪损伤胃阴,根据传变规律,会进一步耗伤肾阴,因此,在甘寒养胃阴的方药中,加入咸寒以滋肾阴,从而能防止肾阴耗伤。又如肝胆病证的治疗中,常配伍健脾胃的药物,防止脾胃受累。

二、治疗原则

治疗原则是在中医理论的指导下,根据辨证结果,对临床治疗、立法方药具有普遍指导意义的法则。

(一)标本先后

标与本是相对而言的,本为本质,标为现象。若本指正气、病机、旧病、里证,则标为邪气、症状、新病、表证。在疾病的治疗过程中,须判断标本的主次,"急则治其标,缓则治其本"。

1. 急则治标　当标病危重,可能危及生命时,先治其标,病情稳定后再治其本。如妇女崩漏,阴道大量出血,必须先止血,血止后再针对病机进行辨证治疗。

2. 缓则治本　病情缓和,无危重症状时,必须针对疾病的本质进行治疗。如脾气虚弱,纳食减少,应针对病机,采用健脾益气的方法治疗,则脾气健运,食欲自然正常。

3. 标本同治　当标病、本病并重或标病、本病均不太急时,可以标病、本病同时治疗。如气虚之人,感受风寒,多日未愈,治疗时需解表与益气并用。

(二)正治与反治

正治和反治是在治病求本治疗思想指导下,针对病证的性质和有无假象而制定的两种治疗原则。

1. 正治　又称"逆治",指采用与疾病的证候性质相反的药物进行治疗护理的原则。适用于疾病的征象与本质相一致的疾病。

(1)寒者热之:寒性病证出现寒象,采用温热的药物治疗和护理。如里虚寒证,用温里散寒的药物治疗。

(2)热者寒之:热性病证出现热象,采用寒凉的药物治疗和护理。如里实热证,用清热泻火的药物治疗。

(3)虚则补之:虚损病证出现虚象,采用补益的方药治疗和护理,包括补气、温阳、补血、滋阴等治法。如肝肾阴虚证,用滋阴的方药治疗和护理。

（4）实则泻之:实性病证出现实象,采用攻邪泻实的方药治疗和护理,包括消食、通便、逐水、活血、行气、祛痰、驱虫等治法。如气滞血瘀所致妇女痛经,可采用行气活血,通经止痛的方法治疗和护理。

2. 反治 又称"从治",是从其假象而治,指顺从病证的外在假象而治疗护理的原则。适用于疾病症状与本质不完全一致的疾病。

（1）热因热用:用温热性质药物治疗和护理具有假热症状的疾病,适用于真寒假热证。阴寒内盛,格阳于外,见身不恶寒,面赤如妆等假热之象;又见下利清谷,四肢厥冷等真寒症状。阴寒为本,故用温热药物治疗。

（2）寒因寒用:用寒凉性质药物治疗和护理具有假寒症状的疾病,适用于真热假寒证。阳气郁阻于内,格阴于外,见手足厥冷,脉沉伏等假寒之象;又见躯干壮热,烦渴饮冷等真热症状。寒象为假,里热为本,故用寒凉药物治疗。

（3）塞因塞用:用补益药物治疗和护理具有闭塞不通症状的虚证,适用于真虚假实证。如肾阳虚衰,导致尿少癃闭,治疗须温补肾阳以通利小便。

（4）通因通用:用通利的药物治疗和护理具有通泻症状的实证,适用于真实假虚证。如食积胃肠所致的腹痛泄泻,应采用消食导滞攻下的方法治疗,推荡积滞,使食积去而泄自止。

（三）扶正祛邪

正邪斗争的盛衰变化决定疾病的发生、发展与转归。正能胜邪则病退,邪能胜正则病进,所以,治疗疾病的一个基本原则就是扶正祛邪。扶正,即扶助正气,增强体质,战胜病邪,恢复健康,适用于各种虚证,即"虚则补之"。祛邪,即祛除邪气,消除病邪的侵袭或损害,适用于实证,即"实则泻之"。

1. 扶正 适用于虚证。益气、养血、滋阴、温阳、填精、生津等,均为扶正治则的具体治疗方法。

2. 祛邪 适用于实证。祛邪的常用方法有:汗法、吐法、下法、清法、消法等。

3. 攻补兼施 适用于虚实夹杂证。具体应用时,应根据虚实的主次、轻重缓急关系,灵活运用,做到扶正不留邪,祛邪不伤正。

 工作情景与任务

导入情景:

陈某,男,23岁。某晚部门聚餐时,暴饮暴食,回家后感觉脘腹胀痛难忍,不停嗳气,恶心欲吐,次日不想进食,早晨排便一次,泻下臭秽,泻后脘腹胀痛稍有好转,舌淡红,苔厚腻,脉滑。

工作任务：

分析这个病例的病因病机，须用什么治则，具体采用什么方法。

（四）调整阴阳

阴阳失调是疾病的基本病机，因此，调整阴阳是治病的法则之一。

1. 损其有余　适用于阴阳一方偏盛所致的实证，用"实则泻之"的原则指导治疗和护理。如实热证，用清热泻火的方法治疗和护理。

2. 补其不足　适用于阴阳一方偏衰所致的虚证，用"虚则补之"的原则指导治疗和护理。如虚热证，用滋阴的方法治疗和护理。

（五）三因制宜

根据"天人合一"的理论，综合时间、地域、个人情况等因素对患者作出分析，制订适当的治疗方法，是治疗和护理疾病的基本法则。这种因时、因地、因人的不同而采用不同的治疗、护理方法，称为"三因制宜"。

1. 因时制宜　是根据不同的季节和气候特点，选择适宜的治疗和护理方法的原则。如天气炎热，少用温热的药物或食物以防伤津耗气或助热生变；天气转冷，少用寒凉的药物或食物避免损伤阳气。应用辛温发散之品护理外感风寒患者时，夏季用药量宜轻，防止汗出过多而气阴两伤；冬季用药量则宜稍重，以促汗出。

2. 因地制宜　是根据不同的地理环境特点，采用适宜的治疗和护理方法的原则。如东南地区，气候温暖潮湿，易感湿热，多用清热化湿疗法；而西北地区，气候寒凉干燥，易感风寒，多用温热疗法。

3. 因人制宜　即根据患者的年龄、性别、体质的差异，采用适宜的治疗和护理方法的原则。

（1）年龄：年龄不同，生理功能、病理反应各异，治疗和护理也不相同。如小儿脏腑娇嫩，形气未充，发病后病情变化快，易虚易实，易寒易热，因此，药量宜轻，慎用大寒大热之品，慎攻伐，忌大补、呆补，须中病即止。青壮年形体壮实，气血充盛，患病多实证，治疗攻邪实为主，药量稍重。老年人脏腑功能减退，病多虚证，或虚中夹实，多用补虚法或攻补兼施法。

（2）性别：性别不同，其生理、病理特点，治疗和护理也不相同。如妇女孕期慎用或忌用破气、破血、峻下、开窍和有毒的药物。

（3）体质：因先天禀赋和后天生活环境的不同，个体体质也不同，治疗和护理亦有差异。阳虚或痰湿体质当慎用寒凉药物；阴虚或湿热体质当慎用温热药物；气郁体质多疏肝行气等。

三因制宜的治疗原则，充分体现了中医的整体观念和辨证论治的原则性和灵活性。在疾病的诊治和护理过程中，应予以综合考虑。

本章的学习重点是问诊的方法及其临床意义,预防和治则的运用。本章的学习难点为舌诊的方法及其临床意义。要学会通过四诊收集有关病情资料,对疾病进行分析、归纳,判断其证候,确立正确的施护原则,进行有效的临床施护。

（刘鹏妹　何小帆）

 思考题

1. 正常舌象、脉象的表现都有哪些?
2. 望神时主要需要观察患者哪些方面?
3. 问诊需要问患者哪些问题? 应注意哪些沟通技巧?
4. 怎样辨别表证和里证?
5. 比较肾阳虚证、肾阴虚证、肾气不固证和肾不纳气证的异同点。

第四章 | 中医一般护理

04章 数字内容

1. 具有关心患者疾苦,尽力为患者解除身心不适的职业态度。
2. 掌握生活起居护理和饮食护理的基本原则。
3. 熟悉情志护理的基本原则,以及生活起居护理、饮食护理和情志护理的基本方法。
4. 了解食物的性味与功效。
5. 学会生活起居护理的原则,能正确实施生活起居护理。

工作情景与任务

导入情景:

患者,男,25岁,7月某晚在公司加班后与同事聚餐,吃烧烤、饮冰啤酒,突发剧烈胃痛,呕吐胃内容物,喜暖,喜热饮,苔薄白,脉弦紧。医生建议针灸治疗,针刺中脘、足三里、内关、公孙;艾灸中脘、足三里,并嘱患者回家局部热敷,服用良附丸,3~6g/次,每日2次。

工作任务:

1. 请根据医嘱协助患者选择合适体位,完成治疗。
2. 密切观察患者的病情变化,并对患者进行正确的饮食和生活起居指导。

中医一般护理包括生活起居护理、饮食护理和情志护理。正确实施一般护理,有助于患者增强正气,促进疾病早日康复。

第一节　生活起居护理

所谓起居,是指生活作息,涉及日常生活的各个方面。生活起居护理,是指对患者日常生活和起卧作息进行科学合理的安排。

一、生活起居护理的基本原则

(一)顺应四时,平衡阴阳

中医学认为,人与自然界是一个有机的整体。自然气候的各种变化,必然会影响人的生命活动,使之发生相应的生理和病理反应。在生理上,春夏之时,阳气与温热之气候相应而发泄于外;秋冬之时,阳气与寒冷之气候相应而敛藏于内。在病理上,在季节交替或气候剧烈变化时,一些慢性疾病往往会发作或加重。人只有适应自然界的客观变化规律而生活起居,才能避邪防病,保健延年。

人的生命活动,是阴阳双方对立统一协调的结果。因此,保持阴阳协调平衡,是维护健康的重要法则。阴阳协调应包括两个方面,一是人体与自然界阴阳的协调,即"天人相应";二是人体内部阴阳之气的协调,即"阴平阳秘"。在生活起居护理中,要始终贯彻阴阳平衡的思想,按照"顺四时而适寒暑""春夏养阳,秋冬养阴"的原则,保持人与自然环境的协调统一,指导患者生活起居,祛病延年。

(二)起居有常,劳逸适度

起居有常,是指劳作休息以及日常生活中的各个方面,要合乎自然界与人体生理的正常规律。

古人观察到,劳作休息与自然规律保持一致,方能使生命之气不竭。只有起居有常,人体脏腑组织器官的生命活动才能发挥最佳的功能状态。如果人们生活作息不规律,夜卧晨起没有定时,贪图一时舒适,放纵淫欲,轻则正气虚弱,重则引发各种疾病。在护理工作中,应当按照季节变化规律和个人实际情况,制订出符合患者生理需要的作息制度,并督促其养成规律的生活习惯,以恢复患者良好的生理功能状态。

劳,指活动,包括劳力(体力活动)和劳心(脑力活动)。逸,指休息。劳逸适度,是指要合理地安排各种日常活动,保持适度的活动与休息。

劳和逸都是人体的生理需要。古人认为,劳和逸均应坚持适中有度的原则,有张有弛、不偏不过。劳逸结合需遵循"动静结合""形劳而不倦"的原则,才能增强体质,振奋精神,保持旺盛的生命活力。任何活动一旦太过或不及,都会造成人体阴阳失衡而致疾病发生。劳力过度,耗气伤形,如"久立伤骨,久行伤筋";劳神过度,损伤心脾。而过度安逸,易致气血运行不畅,脾胃功能减弱,精神不佳,体质衰退,如"久卧伤气,久坐伤肉"。

（三）形神共养，慎避外邪

形，即形体，指肌肉、血脉、筋骨、脏腑等组织器官；神，即精神，指情志、意识、思维等心理活动现象，以及生命活动的外在表现。

中医学认为，人的精神和形体是密不可分的整体，生命活动是形与神统一的过程，二者相互依存、相互影响。养形，是通过适当的休息和活动、保证充足的营养、提供良好的环境条件等，对人的五脏六腑、四肢百骸、五官九窍等形体进行摄养和护理。养神，主要是调养精神，是应用各种方式调节患者的情志活动，达到情绪稳定、心平气和的精神状态。在生活起居护理中，倡导"形神共养"的原则。由于在形神关系中，神起主导作用，因此，护理人员应指导患者以养神为先，再养好形，达到形体强健、精神充沛、脏腑安和的状态。

任何疾病的发生，都是正气与邪气矛盾斗争的过程。在生活起居护理中，应遵循"虚邪贼风，避之有时"的原则，指导患者根据季节、气候、地域、居室环境等采取相应的措施，避免外界不良气候环境等因素的影响。"风为百病之长"，风邪常常在不知不觉中伤人，在诸多邪气中，要特别注意避忌风邪损害健康。

二、生活起居护理的基本方法

（一）保持良好的居室环境

1. 居室安排恰当　安静的环境，能使患者心情愉快、睡眠充足、食欲增加。嘈杂的环境，会使人烦躁、惊悸、健忘、坐卧不安、疲劳等，某些病证还可因声响过大而加重病情。在起居护理工作中，护理人员自身要做到"四轻"，即说话轻、走路轻、关门轻、操作轻；并设法维持病室的肃静，噪声不超过 60dB，消除给患者造成不良刺激的一切因素；还应根据病证性质，给患者安排合适的居住环境，如寒证、阳虚证者多畏寒怕风，应安置在向阳温暖的居室；热证、阴虚证者多恶热喜凉，可安置在背阳凉爽的居室；若条件许可，胸痹和痫证患者，应安置在单人居室。

2. 居室通风整洁　空气新鲜是居室应具备的基本条件之一。经常通风，可排除居室的秽浊之气，加强散热，改善患者的治疗和休息环境。根据季节、室内空气状况、患者的病情和体质，确定每日的通风次数以及每次的通风时间，但居室每日至少通风 1~2 次，每次通风 30 分钟左右。通风时，要避免强风、对流风直接吹到患者身上；阳虚和易受风邪侵袭者，应注意保暖；若患者服解表药后汗出热退，先穿衣盖被或遮挡窗帘后再通风，避免重感风寒之邪。

整洁、舒适的居室有利于患者的休养。居室陈设要简单、实用、易清洁、易搬动；物品摆放要整齐有序。床椅等用品、地面，以及厕所、浴室、水池等设施应每日清洁，并定期消毒；便器应放在指定的位置，避免污浊气味逸进居室。护理人员应协助患者做好个人卫生，不随地丢弃污物。患者出院按终末消毒要求处理。

3. 居室温湿适宜　适宜的室温，使人感到轻松、舒适、安宁。室温过高，燥热难耐；室温过低,寒冷不适。居室温度以 18～22℃ 为宜,应随季节变化而调整。不同病证的患者,对室温要求不同,年老、体弱、阳虚和寒证患者,常怕冷怕风,室温以 20～26℃ 为宜;青壮年、阴虚和热证患者,常怕热喜凉,室温以 16～20℃ 为宜。

室内湿度适中,使人感到舒适。湿度过高,汗液蒸发受阻,可出现胸闷、困倦、乏力等症;湿度过低,会出现口干唇燥、咽喉干痛等。居室内相对湿度以 50%～60% 为宜,并应随季节变化而调整。夏季室内过热过湿,可打开门窗通风,降温除湿;冬季室内干燥,可适当增加湿度。湿盛患者,居室湿度宜低;燥证患者,室内湿度可略高些。

4. 居室光线适度　自然的光照,可增高室内温度,使人精神愉悦,有利于疾病的康复。一般要求居室光线充足而柔和,使人感到舒适而不刺眼,避免日光直射面部。需根据病证适当调节光线,长期卧床者,床尽量靠近窗户以得到更多的阳光;风寒证、风湿证、阳虚证及里寒证患者,室内光线宜充足;热证、肝阳上亢、肝风内动、眼病患者,室内光线应稍暗;痉证、痫证患者,宜用深色窗帘遮挡光线,避免强光诱导病情发作。休息时,光线宜暗,应用窗帘遮挡光线。当自然光线不足时,要利用人工光线照明。

(二)遵循天人相应的自然规律

1. 春季起居调护　春季气候转暖,万物复苏,人体阳气趋向于表,皮肤腠理逐渐舒展,人们要顺应自然界春季生发之势,夜卧早起,着衣宽松,出户活动,运动以和缓为主,谨防春困。春季多风,阳气始生,气候变化较大,加之腠理疏松,极易感受风邪,应遵循“春捂”的原则,不宜过早脱去棉衣,尤其是年老体弱者,冬装不可骤然全减,应随气温变化增减衣物。

2. 夏季起居调护　夏季气候炎热,雨水充沛,阳气旺盛,易于发泄,人们入寝可稍晚些,但不应超过子时,天明即起。不要厌恶日长天热,仍要多到户外活动,多晒太阳,适当增加汗出以调节体温;为避免伤阳,健身宜于清晨或傍晚进行。中午适当小憩,以避炎热,消疲劳。在盛夏,宜防暑邪;在长夏,应防湿邪;还需避免因过分贪凉而损伤阳气。在衣着方面,宜选用丝绸、麻纱等面料,汗出后及时沐浴更衣。居室应阴凉通风,避免直接吹风。空调温度不宜过低。

3. 秋季起居调护　秋季气候开始转凉,自然界阳气渐收,阴气渐长,冷热多变,易感受外邪,旧病也易复发。人们应早入睡,使阳气收敛,阴气渐生;鸡鸣即起,使阳气舒张。秋季不要做强度太高的运动,以防流失汗液、耗伤阳气。在衣着方面,应遵循“秋冻”的原则,逐渐增加衣物,避免因穿衣过多而身热汗出,导致阴津伤耗、阳气外泄,可有意识地进行防寒锻炼。

4. 冬季起居调护　冬季气候寒冷,阴气盛极,阳气潜藏,应避寒就温,敛阳护阴。宜早睡养人体阳气,晚起护人体阴精。冬日虽寒,仍需多进行户外活动,可强健心肺,增加产热,但最好在日出后进行活动,还要避免在大风、大寒、大雪、雾露中锻炼。严冬季节,寒气最易伤人,防寒护阳至关重要,尤其是年老体弱、儿童等人群,要随气候变化适时增减衣服,做好颜面和四肢保暖。

（三）养成科学合理的生活习惯

1. 制订合理的作息制度　制订合理的作息制度,就是要培养规律的生活习惯,每日应定时休息、用餐、工作、学习、锻炼、洗澡和排便等,并持之以恒。作息制度要因时、因地、因人、因病而异。春夏季节应晚睡早起;秋季宜早睡早起;冬季要早睡晚起。一日之内,应在白天阳气隆盛之时进行日常活动,在夜晚阳气衰微之际安卧休息。

2. 保证充足的休息和睡眠　睡眠是人体的生理需要,患者应保证充足的休息,避免过多的工作和活动。高质量的睡眠不仅是消除疲劳、恢复精力的最佳方法,还能防病治病、强身益寿。成人一般每日睡眠7～9小时为宜。每日睡眠过长,会精神倦怠,气血郁滞;睡眠不足,则耗伤正气;更要避免以昼作夜,阴阳颠倒。提倡"子时大睡、午时小憩"的原则,午睡不宜超过1小时。夏季昼长夜短,可适当延长午休时间;冬季昼短夜长,应早些熄灯休息。重病患者应卧床休息。

3. 进行适当的活动和锻炼　患者的活动锻炼要遵循相因相宜的原则,按照不同的病证、病期、体质、个人爱好以及客观环境等进行安排。在病情允许下,适度活动,能使患者气血流畅,筋骨坚实,神清气爽,增强抵御外邪的能力,利于身体功能恢复。从病情来说,病情危重或急性期患者,需静卧休息,待病情好转后可进行翻身、抬腿等床上活动;虚证、体弱者的锻炼以静为主,如阅读、聊天、下棋、赋诗作画等;慢性病者,可进行户外活动,如打太极拳、练太极剑、散步、慢跑等。从体力来说,体力强者,可以适当多活动;体力差者,可以少活动。

第二节　饮食护理

饮食是人类赖以生存和维护健康必不可少的物质基础。祖国医学历来重视饮食与人体健康的关系,逐渐形成了独特的饮食调护理论及方法。利用饮食调护配合治疗,是中医学的一大特色。《备急千金要方·食治方》中指出:"食能排邪而安脏腑,悦神爽志,以资血气。若能用食平疴、释情遣疾者,可谓良工。"

饮食调护,是指在中医理论指导下,根据患者的病情需要,给予适宜的饮食,以预防或治疗疾病的方法,是中医治疗学的重要组成部分。合理的饮食,能调治疾病,缩短病程;尤其是对慢性病和重病恢复期的患者来说,饮食护理能起到巩固疗效的作用。

一、食物的性味与功效

中医素有"药食同源"之说,二者在性能上有相通之处,都具有四性、五味、归经以及升降浮沉的作用趋向,但食物的性能平和,作用和缓,无毒副作用,起效慢,需要长久食用。食物的功效,由其自身的性、味、归经、升降浮沉等特性决定,是对食物作用的高度概括,是食物治疗疾病的主要依据,如山药健脾祛湿,龙眼肉补益心脾,绿豆清热解毒等。饮食调护,必须根据患者的体质和疾病性质,选择不同性味的食物进行配膳,才能对治疗疾病起到一定的作用。

(一)四性

四性,又称"四气",是指食物具有寒、热、温、凉四种不同的属性。食物的四性通过其功效来反映。

1. 寒性食物　具有清热、泻火、凉血、解毒等功效,适用于实热证,如肺热咳嗽、血热出血、肠热便秘、热毒痈肿疮毒等的调护。常用的寒性食物有苦瓜、马齿苋、葫芦、荸荠、莲藕、海带、紫菜、蛤蜊、蟹、黑鱼、西瓜、香蕉、柿子、桑椹、柚、猕猴桃、甘蔗、绿豆、荞麦等。寒性食物易伤脾胃阳气,阳气不足、脾胃虚弱者应忌用。

2. 凉性食物　具有清热、养阴等功效,适用于虚热证和温病后期,以及目赤肿痛、咽喉肿痛等里热证的调护。常见的凉性食物有菠菜、苋菜、芹菜、萝卜、茄子、莴笋、丝瓜、冬瓜、黄瓜、豆腐、鸭蛋、兔肉、枇杷、草莓、柠檬、李子、苹果、梨、芒果、大麦、小米、薏苡仁、绿茶等。凉性食物比寒性食物平和,但久服仍能损伤阳气,故阳虚、脾气虚弱者应慎用。

3. 热性食物　具有温里祛寒、益火助阳等功效,适用于实寒证,如腰膝酸冷、风寒湿痹、脘腹冷痛等的调护。常见的热性食物有辣椒、胡椒、桂皮、高良姜、白酒等。热性食物多辛香燥烈,易助火伤阴,实热证、阴虚火旺、津血亏虚者应忌用。

4. 温性食物　具有温中、散寒、通阳、补气等功效,适用于虚寒证或实寒证较轻者的调护。常见的温性食物有羊肉、鸡肉、牛肉、鹿肉、鲢鱼、鳙鱼、蚕蛹、葱白、生姜、大蒜、韭菜、桂圆肉、荔枝、橘子、樱桃、南瓜、糯米、红糖、咖啡等。这类食物比热性食物平和,但仍有助火、伤津、耗液的倾向,凡热证及阴虚火旺者应慎用或忌用。

5. 平性食物　是指寒热界限不很明显,性味较平和的食物。因没有明显的寒热偏性,不易导致身体积热或生寒。平性食物具有补益、和中等功效,是日常生活的基本饮食,也是患者饮食调养的基本食物,常用于各种疾病的恢复期,如久病虚弱、气血两虚、肺燥咳嗽、肠燥便秘、失眠等,可视情况灵活选用。常见的平性食物有玉米、粳米、红薯、胡萝卜、马铃薯、山药、白菜、香菇、黑木耳、葡萄、牛奶、鸡蛋、鸽肉、蚕豆、赤小豆、黄豆、黑豆、鲫鱼、鲤鱼、莲子等。

(二)五味

食物的五味,是指食物具有酸、苦、甘、辛、咸五种味道。《素问·脏气法时论》归纳了五味的作用:"辛散、酸收、甘缓、苦坚、咸软";《素问·宣明五气》曰:"酸入肝,辛入肺,苦入心,咸入肾,甘入脾",指出了五味能增强五脏之气,对饮食调护有一定的指导意义。但如果长期偏嗜某味食物,则可能使某脏之气偏盛,损伤内脏而发生疾病。实际上,有些食物还具有淡味或涩味,但中医认为"淡附于甘""涩乃酸之变味",所以,仍然称为五味。

1. 酸味　具有收敛、固涩的作用,适用于久泄久痢、肺虚久咳、体虚多汗、尿频遗尿、遗精滑精等证,如乌梅、杏子、食醋、山楂等。过食酸味,可导致胃酸、嘈杂、脾胃功能失调。

2. 苦味　具有清热、通泄、降逆、燥湿的作用,适用于热性体质或热证、湿热证、咳喘呕恶、便秘等,如苦瓜、苦丁茶、莲子心、苦菊等。多食苦味,易于败胃,脾胃虚弱者应少食或忌食。

3. 甘味　具有补益和中、缓急止痛的作用,多治疗诸虚劳损、脏腑不和、拘急疼痛等,如大枣、饴糖、山药、蜂蜜、甘蔗、糯米等。多食甘味,易引起脾胃气滞,出现腹胀、胸闷、食欲缺乏等症。此外,后世医家主张"淡附于甘",淡味具有渗湿、利水的功效,多用于治疗水肿、小便不利等证,如薏苡仁、冬瓜、玉米须等。

4. 辛味　具有发散、行气、通经脉的作用,适用于外感表证、气血瘀滞、脾胃气滞、痰湿内停等证,如生姜、葱、蒜、花椒、芫荽、韭菜、萝卜、洋葱等。多食辛味,易助火伤津、耗散阳气,气虚自汗、热病后期、津液亏耗、失血者慎用。

5. 咸味　具有软坚、散结、泻下的作用,适用于治疗瘰疬、瘿瘤、痰核、癥瘕、便秘等证,如海带、海藻、海蜇、紫菜、淡菜、海参等。过度嗜咸,易伤肾气。

中医饮食调护,多选用甘味和淡味食物,咸味和酸味食物次之,辛味再次,苦味最少。

二、饮食护理的基本原则

(一)三因制宜,灵活选食

食物有四性五味之别,疾病有阴阳表里之分、寒热虚实之辨;时有四季的不同、昼夜的交替,地有气候的寒热、地势的高低、水土的不同等;人有年龄、性别、体质等的差异。同一种疾病可随天时气候、地域环境、体质年龄等因素的变化而表现不同,故饮食应因时、因地、因人而异。三因制宜施膳是饮食护理的原则之一。

1. 因时施膳　就是根据四时季节和昼夜晨昏的时序规律来合理选择食物。古代医家在四季顺时饮食方面积累了丰富的经验,如《饮膳正要·四时所宜》曰:"春气温,宜食麦以凉之……夏气热,宜食菽以寒之……秋气燥,宜食麻以润其燥……冬气寒,宜食黍以热性治其寒",阐明了四时饮食调养的原则。

(1)春季:气候转温,万物生发,肝与春阳生发之气相应,应养阳、养肝为先。因此,春季宜食辛温升散或辛甘发散类食物,如麦、枣、葱、春笋、花生、香菜、韭菜炒鸡蛋等以助发阳气,但不可过食。春季肝气生发,肝木太过,易克伐脾土,因此,饮食应减酸增甘,以养脾气。

(2)夏季:气候炎热,暑热当令,心火易于亢盛,宜食用清心泻火、解暑、生津止渴之物,如西瓜、香瓜、黄瓜、苦瓜、冬瓜、绿豆等;还可自制绿豆粥、乌梅小豆汤、荷叶粥、藿香茶等祛暑生津、调养脾胃。暑热出汗较多,应适当增加饮水,做到水温适宜,小口慢饮,不能大口豪饮,更忌贪凉而暴吃冷饮、凉菜、生冷瓜果等,老人和小儿尤应避免寒凉,否则会损伤脾胃阳气。

夏季人体气血运行趋向体表,脾胃功能减弱,若暑热挟湿更易伤及脾胃,出现胸闷、纳呆、肢体困倦乏力、精神萎靡、大便稀溏等症状。因此,夏季,尤其是长夏,饮食应以清淡、少油腻、易消化为原则,可适当选用有酸味、辛香之物,以开胃助消化,增强脾胃功能。

(3)秋季:凉爽干燥,万物肃杀,燥气当令,容易耗伤人体阴津,饮食宜采用滋阴润燥润肺的调养大法。要多喝开水、淡茶、果汁饮料、豆浆、牛奶等流质食物以养阴润燥;还可多吃新鲜蔬菜和水果,以生津润燥、清热通便;另外,还可多吃些蜂蜜、百合、莲子、芝麻、梨、冰糖、银耳羹等清补润燥之品,以顺应肺脏的清肃之性。为防肺气太过克伐肝气,秋季尽量少食辛味,适当多食用一些酸味果蔬,如西红柿、枣仁等,以补益肝气。

(4)冬季:气候寒冷,万物收藏,阳气内收,应适当温补,既可驱寒,又可补益阳气,可多食用甘温、辛温之物及血肉有情之品,如花椒、胡椒、板栗、羊肉、鸡肉、鹿肉等。冬季是肾主令之时,应重视补肾,多食黑色食物,如黑豆、黑芝麻、黑米、黑木耳等;另外,肾主咸味,饮食上宜减咸增苦以助心阳,防肾水偏亢。

2. 因地施膳 就是根据地域环境特点选择适宜的食物。我国幅员辽阔,地形复杂,气候类型多样。不同地区,由于地质水土、气候条件的差异,人们的生理活动和病变特点也不尽相同,应根据不同地域分别调配膳食。如东南地区,地势较低,气候温暖潮湿,人们易感湿热,宜食清淡、渗湿的食物。西南地区,地形复杂,气温较高,气候湿润,如四川、重庆等地,湿气较重,人们多选择辣椒、花椒等辛味食品作为重要的调味品,以温中散寒、除湿开胃。西北地区,地势较高,气温偏低,气候干燥,人们易受寒伤燥,宜食温阳散寒或生津润燥之品。

由于各地水土性质不同,有些地方容易形成地方病,如地方性甲状腺肿、克山病、大骨节病、地方性氟中毒、高山病等,更应因地制宜进行饮食调养,以预防此类疾病发生。

3. 因人施膳 就是根据个人的年龄、性别、体质等特点,选择合适的食物进行饮食调摄。

(1)不同年龄的饮食护理原则

1)儿童:脏腑娇嫩,为稚阴稚阳之体,身体发育处于"成而未全,全而未壮"的阶段,必须全面合理地摄取营养,选用食性平和,易于消化,又能健脾开胃的食物,而且食物品种宜多样化,粗细搭配,荤素协调,不可偏嗜,慎食肥腻厚味及滋补之品,防止损伤脾胃或形成肥胖。

2)青少年:发育迅速,气血旺盛,宜食血肉有情之品、五谷杂粮及新鲜果蔬,忌寒热无度、饥饱无常。女青年不应为减肥而过度节食,男青年也不可自恃体强而暴饮暴食。对于先天不足的体弱者,更应该重视发育时期的饮食调摄,以培补后天。

3)老年人:精气渐衰,应摄食多样,保证营养全面,以补益精气,延缓衰老。老年人脾胃功能虚弱,饮食宜清淡、易消化,多吃鱼、瘦肉、豆类食品和新鲜蔬菜水果,不宜食用肥甘厚味或过咸之物。老年人阳气日衰,宜食温热熟软之品,粥是老年人的最宜之物,忌食生冷黏硬和不易消化之品。此外,老年人还可经常食用莲子、怀山药、藕粉、菱角、核桃、黑豆等健脾补肾之品。

（2）不同性别的饮食护理原则

1）男子：以精为基础。饮食精气可化生人之精气，适量食用血肉有情之品，如鸭肉、羊肉、海参、鳖、乌龟、虾等，可益精填髓，强身健体。男子属阳，具有强悍阳刚之质。辛甘温热之品，如葱、姜、蒜、枣、花生、羊肉等，大都有生阳助阳之功，可合理选用；也可做成生姜粥、羊肉粥、当归炖鸡、核桃仁炒韭菜等，经常食用。

2）女子：在生理上有月经、胎孕、产育、哺乳等特点，以血为本。月经期宜进食中正平和、清淡易消化、寒温适宜的食物，不可多食生冷酸涩、辛辣之物。妊娠期宜食性味甘平、甘凉的补益之品，如鱼肉、乳类、蔬菜、水果等，忌食辛热、辛香温燥食物。哺乳期多喝汤水，饮食宜营养清淡，虾肉、猪蹄、母鸡、花生、黄豆、黄花菜、鲤鱼、鲫鱼、酒酿、豆腐等均有生乳、催乳之功，可依乳母口味加以选择；勿滥用补品，忌食生冷寒凉、辛热刺激、过咸的食品。更年期妇女肾气渐衰，应食用强肾益精之品，以及蔬菜水果及薯类食物；少食油腻之物，以防痰湿内生而肥胖；少食辛辣刺激食品，如酒、咖啡、浓茶、胡椒等。

（3）不同体质的饮食护理原则

1）体胖者：体内多痰湿，饮食宜清淡，常食用健脾利湿、化痰降浊的食物，如薏苡仁、赤小豆、绿豆、白萝卜、荸荠、枇杷、白菜、芹菜、扁豆、蚕豆、包菜等。切勿过饱；不宜多饮酒；尽量少吃肉类、海鲜等肥甘厚味。

2）体瘦者：多阴虚内热，饮食以滋阴潜阳为原则，宜清淡之品，可多食芝麻、糯米、蜂蜜、乳品、甘蔗、水果、蔬菜、豆腐、鱼类等，还可食用沙参粥、百合粥、枸杞粥、桑椹粥、山药粥等寒凉清润之品。忌食葱、姜、蒜、韭、薤、椒等辛辣燥烈的食物；不宜采用油煎、油炸、烧烤等烹饪方式。

 知识拓展

药膳

药膳，是在中医学、烹饪学和营养学理论的指导下，严格按药膳配方，将中药与某些具有药用价值的食物相配伍，采用我国独特的饮食烹调技术制作而成的具有一定色、香、味、形、效的美味食品。简单说，药膳就是药材与食材相配伍而做成的美食。好的药膳，既要对养生防病有积极作用，又要激起人们的食欲。按照食品形态，药膳可分为流体类（包括汁类、饮类、汤类、酒类、羹类等）、半流体类（包括膏类、粥类、糊类、粉散类等）和固体类（包括饭食类、糖果类等）。

（二）审证求因，协调配食

疾病的原因错综复杂，必须审证求因，根据疾病的证候类型，结合食物的性味归经，遵循"寒者热之，热者寒之，虚则补之，实则泻之"的原则，指导患者选择不同属性的食物配合治疗。如泄泻,有寒湿、湿热、伤食等之分,寒湿泻,宜服生姜红糖水散寒化湿;湿热泻,可用马齿苋煎水去渣取汁,入粳米煮粥服用以清热利湿;伤食泻,可食萝卜粥、麦芽汤消积等。又如便秘,有气虚、津亏、燥实之别,气虚便秘宜用胡桃粥补气,津亏便秘可用鸭梨粥生津,燥实便秘需食牵牛子粥泻下等。

1. **寒证**　是机体感受寒邪,或阳虚阴盛所引起的一类病证。阴寒偏盛,阳气亏虚,食宜温里、散寒、助阳,故寒证患者宜食用温热性食物,忌生冷、寒凉之品。

2. **热证**　是机体感受热邪,或阳盛阴虚所引起的一类病证。阳热偏盛,伤阴耗液,应清热、生津、养阴,故热证患者宜食寒凉及平性食物,忌辛辣、温热之品。

3. **虚证**　是指阴阳气血亏虚。饮食宜补虚益损。阳虚者,选用温补壮阳类食物,忌用寒凉之品;阴虚者,选择清补滋阴类食物,忌用温热之品。虚证患者多脾胃虚弱,食物以清淡而富于营养为宜,不宜食用滋腻、硬固之品。

4. **实证**　是指邪气过盛。饮食宜疏利、消食导滞。应根据患者病证的表里寒热和轻重缓急,采取急则治标,缓则治本,以及标本兼治的总体原则进行饮食调护,一般不宜施补。

三、饮食护理的基本方法

(一)饮食有节

饮食有节,是指饮食要适度而有节制,要定时定量。

1. **饮食定时**　是指每餐进食应有较固定的时间。一般的饮食习惯是一日早、午、晚三餐,两餐的间隔时间为 4~6 小时。通常情况下,早餐应安排在 6:30—8:30,午餐应在 11:30—13:30,晚餐应在 18:00—20:00 进行为宜。这种时间安排与食物在胃肠中的消化、吸收时间相吻合。如果食无定时,或忍饥不食,或零食不断,均可扰乱胃肠消化的正常规律,使脾胃功能失调,食欲减退,损害健康。因此,在护理工作中,应指导患者养成按时进餐的良好习惯。

2. **饮食定量**　就是按照一定的量进食。三餐应定量,以进食适量为宜,饥饱失常均可引起疾病。过饥,化源不足,则气血亏虚,日久正气虚弱,易感外邪;过饱,食积不化,则中焦气滞,日久变生他证。《素问·痹论》中指出:"饮食自倍,肠胃乃伤。"中医学认为,一日之中,机体阴阳有盛衰之变,白天阳旺,活动量大,故食可稍多;而夜暮阳衰阴盛,即待寝息,以少食为宜。因此,一日三餐中,应遵循"早吃好、午吃饱、晚吃少"的原则,切忌暴饮暴食损伤脾胃。历代养生家均认为,食至七八分饱是饮食适量的标准。

(二)合理膳食

人体的营养来源于食物。食物的种类繁多,所含的营养成分也各不相同,只有做到食物多样化并合理搭配,才能全面摄取人体所必需的各种营养成分,维持气血阴阳的平衡,满足人体各种生命活动和健康长寿的需求。

1. 种类多样 《素问·脏气法时论》指出："五谷为养,五果为助,五畜为益,五菜为充,气味合而服之,以补精益气。"主张人们的食物要多样,以谷类为主食,肉类为副食,蔬菜、水果为辅助,这充分体现了营养均衡和食物多样化的原则,与现代营养学的全面膳食观的核心内容是一致的。单一的食物无法满足人体需要的全部营养,只有食物种类丰富,荤素合理搭配,才能维持人体的正常生命活动。

2. 谨和五味 食物五味与相应的脏腑有特定的亲和力,只有五味调和,才能有利于健康。五味能增强五脏之气,长期偏嗜某味的食物,就会使某脏之气偏亢而发病。如多吃酸食,会使小便不利;多吃咸食,会使人口渴;多吃辛味食物,会使人感到心胸空虚不实;多吃苦味食物,会使人呕吐;多吃甘味食物,会使人感到心中烦闷不适。因此,要调和五味,不偏嗜、久食某种食物或某种味道,使饮食有益于人体健康。

3. 寒热调和 食物的寒热温凉属性亦应相互协调。久食寒凉或温热食物,均可导致人体阴阳失调。如过食油煎温热的食物,可损伤脾胃阴液,导致胃肠积热,发生口渴、口臭、嘈杂易饥、便秘等症;过食生冷寒凉的食物,容易损伤脾胃阳气,致寒湿内生,发生腹痛、泄泻等症。

因此,饮食应多样化,五味俱全,荤素搭配,粗细相宜,寒热调和,才能保证营养全面。宜忌食肥甘厚味,忌嗜食偏好。

 知识拓展

脾的饮食调养

1. 多食甘味 甘味入脾,粳米、大枣等甘味食物可养脾。

2. 少食酸味 酸味入肝,过食酸味,易致肝气偏胜,克犯脾胃。

3. 常食健脾消食之品 因饮食不节,许多人食积内停,脾胃损伤,应健脾消食导滞,常用的消食药食有鸡内金、莱菔子、荷叶、山楂、麦芽等,以及茶叶黑米粥、山楂核桃饮等药膳;健脾药食有人参、党参、白术、山药、大枣、茯苓、薏苡仁、莲肉、芡实、糯米、黄花菜、蕈类、鸡等,以及参枣米饭、益脾饼、山药饼、茯苓包子、山药面、大枣粥、红枣炖兔肉等药膳。

4. 多食祛湿药食 常用的药食有砂仁、陈皮、厚朴、赤小豆、绿豆、鲫鱼、冬瓜等,以及扁豆薏米汤、绿豆薏苡仁粥等药膳。

(三)卫生清洁

饮食卫生清洁,主要包括食物新鲜清洁、提倡熟食两个方面。

1. 新鲜清洁 食物要新鲜、干净,禁食腐烂、变质、污染的食物及病死的家禽和牲畜。食物不清洁,或放置时间过长,或储存不当,都会引起变质,产生对人体有害的各种物质,导致胃肠疾病或食物中毒,轻则出现腹痛、泄泻、呕吐等症状,重者可出现昏迷或死亡。因此,提倡选择新鲜、清洁的食物。

2. 熟食为主　大部分食物不宜生食,需要经加热烹饪变熟后方可食用,尤其是肉类,必须熟透食用。食物经过烹调加热,更易被身体消化吸收;还能去除寄生虫等一些致病因素,防止食源性疾病的发生。

(四) 食宜清淡

所谓"清淡",是指日常饮食中含有的油脂,尤其是动物性油脂较少。清淡饮食,一般指以五谷杂粮为主食,以豆类、蔬菜、瓜果、肉、蛋、少量植物油及动物脂肪为副食的膳食,应荤素搭配。虽然动物性食品是人体蛋白质和脂肪的主要来源,但不是摄入越多越好。《素问·生气通天论》中有"高粱之变,足生大丁"之说。清淡的饮食,有利于脾胃的消化和吸收;过食肥甘厚腻之品,可使脾气不升,胃气不降,运化失常,易生痰热,形成肥胖、痈疽、消渴、胸痹等病。古代医家还特别强调,饮食不宜过咸,应少吃盐。《备急千金要方》指出:"咸则伤筋,酢则伤骨,故每学淡食。"现代医学研究证实,过多摄入食盐,易致高血压病;过多摄入脂肪,会使血脂增高,易患冠心病、高血压病、肥胖等疾病。但动物脂肪摄入亦不能过少,否则可影响脂溶性维生素,如维生素 A、维生素 D、维生素 E 的吸收。

清淡饮食并不是对饮食味道无要求,无肉、无油、无调料的饮食对人的健康也是不利的。清淡饮食是根据个人口味和饮食调养的原则,把握一定的常度。烹饪中有一些方法,可以调节饮食的清淡与油腻,如以植物油替代动物油;多用蒸、煮、炖的方法,少用煎、炒、炸,以减少用油量;做肉汤时,撇去油沫和浮油,能降低肉汤的油腻感;恰当使用辛香调料等。对于味觉功能下降的老年人,可能有饮食口味加重的现象,更需注意清淡饮食。

(五) 习惯良好

保持良好的进食习惯,能促进食物的消化与吸收,有利于身体的健康。

1. 进食宜愉悦　愉悦的心情,可使肝气畅达,脾胃健旺。整洁的环境,乐观的情绪,再配以舒缓的音乐,可使食欲增加。《寿世保元·饮食》中说:"脾好音声,闻声即动而磨食。"应避免劳累和情绪异常时进食。

2. 进食宜专注　进食时应保持精神专注,做到"食不语",将注意力集中在品尝的美味食物上,尽量抛开头脑中的各种琐事。一边进食,一边做其他事情,则纳食不香,影响消化吸收。

3. 进食宜和缓　进食时还要做到细嚼慢咽,这既有利于保护口腔黏膜、促进唾液腺分泌、避免发生牙龈炎及口腔溃疡,还能减少食管疾病的发生。咀嚼还可促进大脑皮层运动,起到预防大脑老化的作用;长期细嚼食物,可使面部肌肉因运动适度而丰满、有弹性。避免急食、暴食。急食,则食物难以消化;暴食,则会骤然加重肠胃负担,还容易发生噎、呛、咳等意外。

(六) 食后护理

食后护理包括食后漱口、食后摩腹、食后散步。

1. 食后漱口　进食之后需漱口。漱口,能去除口腔中的浊气和食物残渣,清洁口腔,坚固牙齿,预防口臭、龋齿等疾病的发生。

2. 食后摩腹　"腹宜常摩",食后摩腹,不仅有利于促进胃肠消化,而且有调节全身组织器官功能的作用。具体做法是:先搓热双手,然后双手相重叠置于腹部,用掌心绕脐,沿着顺时针方向由小到大连续按摩 36 周,再沿逆时针方向由大到小绕脐按摩 36 周。食后摩腹是一种简便易行的养生方法。

3. 食后散步　进食后适宜进行散步等轻微活动,可助脾胃运化水谷精微,对防治消化不良和胃肠道慢性疾病大有益处,但应避免做剧烈运动。饭后不可立即卧床休息,否则易生百病。如果在饭后边散步,边摩腹,促进食物消化吸收的效果更佳。

第三节　情 志 护 理

情志,是七情和五志的概称,是人对内外环境变化进行认知评价时产生的内心体验,是涉及心理、生理两大系统的复杂反应。情志护理,是指在护理工作中,以中医学理论为指导,观察了解患者的情志变化,掌握其心理状态,改善和消除患者的不良情绪以防治疾病的方法。

一、情志护理的基本原则

中医学认为,人有七情变化,即喜、怒、忧、思、悲、恐、惊。在正常情况下,七情不会引起疾病。但如果超出常度,就会引起气机紊乱,伤及内脏,导致疾病的发生。患病之后,精神情志活动一直影响着病情的发展。不同的疾病,有不同的情志变化;而不同的情志变化,又会导致不同内脏的疾病,如怒伤肝、喜伤心、思伤脾、悲伤肺、恐伤肾。情志护理的主要任务,就是帮助患者消除紧张、恐惧、焦虑、愤怒等不良情绪的刺激,积极主动配合治疗和护理,树立战胜疾病的信心。

(一)诚挚体贴,全面关心

人在患病后,常常出现猜疑心加重、依赖性增强等心理反应,以及焦虑、恐惧、烦躁、抑郁、苦闷、忧愁、痛苦等不良情绪,甚至环境和生活的各个方面都会影响其情志变化,迫切需要医护人员的关心和照顾。护理人员应设身处地为患者着想,以和蔼、亲切的态度,关爱、体贴的心情,诚恳、温和的语言对待患者,取得患者的信任,并进一步了解患者的心理反应、对疾病的看法、存在的思想问题、日常生活情况、家庭角色关系、人际交往等情况,调动患者的主观能动性,帮助其保持良好的精神状态,增强战胜疾病的信心。

(二)因人施护,有的放矢

由于性别、年龄、出身、职业、文化、性格、家庭、生活阅历、经济条件、所患疾病及病程长短的不同,患者的心理状态也各不相同。如从性别来说,女性属阴,以血为先,感情细腻,敏感脆弱,多易因忧郁、悲哀而致病;男性属阳,以气为主,感情粗犷,刚强豪放,多易因狂喜、大怒而致病。从性格来说,性格开朗乐观之人,心胸宽广,遇事能心气平静,不易为病;性格抑郁之人,心胸狭窄,感情脆弱,情绪常波动,易酿成疾患。因此,护理人员既要耐心细致,正面引导,以情动人;又要因人而异,有的放矢,减轻患者的心理压力,促进其身体康复。

(三)乐观豁达,修身养德

保持乐观愉快的情绪,可使人体气血平和,脏腑功能平衡协调,有益于健康。所以,要用乐观情绪来克服不利于人体健康的各种消极情绪。对于患者而言,无论病情如何,乐观豁达的心态均可促使其病情好转;而不良的情志刺激则可使病情加重。护理人员要向患者积极宣传情志护理的知识,说明保持情绪乐观稳定的重要性,细心开导患者,调动患者的积极性,鼓励患者增强战胜疾病的信心。

在工作中,护理人员应引导患者不断学习,以修身养德,改善气质,优化性格,正确认识人生和社会,提高自身的社会调适能力,培养坚强的意志和乐观的性格,增强对内外环境不良刺激的化解能力,摒除不利于人体健康的精神情志因素,促进疾病的好转。

(四)避免刺激,稳定情绪

患病后,人体适应噪声的能力减弱,如体质虚弱或心悸、狂证等患者,听到轻微的声响就会坐立不安,胆战心惊,影响睡眠与休息。安静的环境,能使患者心情愉快、身体舒适、睡眠充足、食欲旺盛,有利于疾病的康复。因此,护理人员应给患者创造一个安静、舒适的休养环境。在工作中,做到"四轻";对病情允许的患者,严格执行探视制度,尽量减少病房内探视人员,保持病房安静;提醒探视者言语平和,保持患者情绪稳定,避免患者受到不必要的恶性刺激而使病情加重。

二、情志护理的基本方法

情志变化直接影响人体脏腑的变化,因此,加强情志护理对疾病的康复起着积极作用。情志护理的方法有多种,可根据患者的具体情况选择合适的方法,以期取得较好的效果。

(一)说理开导法

说理开导法,是指通过交谈,用浅显易懂的道理,经过劝说引导,使患者主动消除消极情绪的方法。

《灵枢·师传》曰:"人之情,莫不恶死而乐生,告之以其败,语之以其善,导之以其所便,开之以其所苦,虽有无道之人,恶有不听者乎?"明确指出了开导的基本原则、方法和步骤。"告之以其败",即指出不良的情绪及行为与疾病的关系,以引起患者对疾病的重视;"语之以其善",是耐心地告知患者,只要与医务人员密切配合,及时治疗,措施得当,可以恢复健康,以增强患者战胜疾病的信心;"导之以其所便",是讲明如何进行调养,帮助患者制订具体的治疗措施;"开之以其所苦",是让患者充分表达与释放内心的苦闷与压抑,帮助患者解除紧张、恐惧等消极情绪。

常用的开导方法有解释、鼓励、安慰、保证等。通过言语开导，最终使患者解除顾虑、端正态度，改变行为，增强信心，积极配合，更快地恢复往日状态。进行说理开导，护理人员必须取得患者的信任，并注意为患者保守秘密。

（二）释疑解惑法

释疑解惑法，是指根据患者存在的心理疑虑，采取一定的措施，解除患者对事物的误解、疑惑，去掉患者思想包袱的方法。

心存疑惑是患者较普遍的心理现象，性格抑郁、沉默寡言者尤为突出。患者常常产生各种各样的疑惑或猜测，或小病疑大，或轻病疑重，或久病疑死。"杯弓蛇影"便是典型的例子。在工作中，护理人员应向患者介绍相关的医学知识，实事求是地分析病情，及时解除患者对病情的各种疑惑，帮助患者调整情绪、尽快从各种不正常的心态中解脱出来。千万不可搪塞患者，以免加重其疑虑。对于严重的疑心病患者，也可以采用假解释的方法，巧妙地让其信以为真，从而改善患者的精神状态与躯体状况。

（三）宣泄解郁法

郁，即郁结，主要指忧郁、悲伤等使人不愉快的消极情绪。宣泄解郁法，是指将积聚在心中的忧郁、悲伤等不良情绪，通过适当的方法宣达、发泄出去，达到摆脱苦恼、恢复心理平衡的方法。

"郁者发之"。当人面临较大的情感压力时，及时适当地发泄情绪，可以缓解紧张，维护身体内环境的相对稳定。所以，当怒则怒，当悲则悲，当喜则喜。过分压抑情绪，日久会影响脏腑功能。需要宣泄的大多为恶劣情绪，故宣泄方法既要适当，又要适度，以免伤身。宣泄方法有很多，有直接宣泄法，如挥泪痛哭法、倾诉苦衷法等；还有间接宣泄法，如赋诗作画、歌唱、运动、旅游等。患者的悲郁之情得以发泄舒展，才能使气机调畅，疏泄情志。

（四）移情易性法

移情易性法，又称转移法，是指通过一定的方法和措施，转移或改变患者的情绪和注意力，以摆脱不良情绪的方法。

移情，指排遣情思，使思想的焦点转移到他处，或改变内心虐恋的指向性，使其转移到另外的事物上。有些患者病后，往往将注意力集中在疾病上，整天胡思乱想，担心病情恶化、预后不佳，或担心因病影响工作、劳动、学习和生活，陷入苦闷、烦恼、担忧、恐惧等不良情绪之中。在护理工作中，移情主要是将患者的注意力从疾病转移到其他方面。易性，是指改易心志，包括改变患者的某些错误认识、不良生活习惯或不良情绪，使其恢复正常心态或习惯。移情不是压制情感，而是变更情志活动的指向；易性也不是取消个性，而是改变消极的情志状态。

移情易性的方法很多，如音乐歌舞、琴棋书画、交友览胜、种花垂钓、诗赋运动等，应根据患者的心理特点、兴趣所在、环境条件等，选择不同的活动项目，吸引和激起患者的乐趣。通过移情易性的行为疏导，有时可以使患者"脱胎换骨"，一扫消极懈怠的心态，心有所托,志有所向,主动寄情于高雅的志趣,忘却病痛和烦恼。

(五)情志相胜法

情志相胜法,是指有意识地采用一种情志抑制另一种情志,达到淡化甚至消除不良情志,保持良好精神状态的方法。

情志相胜法,是中国古代最典型而系统的心理治疗方法,被历代医家广泛使用。情志相胜法的理论依据是:人有七情,分属五脏,根据中医情志及五脏间的相克关系,用相互制约、相互克制的情志,转移和干扰原来对人体有害的情志,以达到协调情志的目的。如喜伤心,以恐胜之;思伤脾,以怒胜之;悲伤肺,以喜胜之;恐伤肾,以思胜之;怒伤肝,以悲胜之。情志相胜法主要包括激怒疗法、喜乐疗法、悲哀疗法、惊恐疗法、思虑疗法等。护理人员不能简单机械地生搬硬套,而是应掌握患者对情感刺激的敏感程度,选择合适的方法,避免太过。在护理工作中,若能恰当、合理地运用这些方法,可以有效地提高情志护理的质量。

(六)顺情从欲法

顺情从欲法,是指本着合情合理、适度适量的原则,顺从患者的某些意愿,满足其一定的身心需求,改善其不良的情感状态,祛除其心理障碍的方法。

"意念未遂,所求不得"是导致情志疾病的常见原因或诱发因素。张景岳说:"若思虑不解而致病者,非得情舒愿遂,多难取效。"顺情从欲法特别适用于因外界条件所限,或因个人过分压抑、胆怯而愿望难遂、日久情志郁积的患者。在护理工作中,应理性分析、对待患者的欲望。若是合理的,在客观条件许可的前提下,应顺其情,从其意,尽力满足其所求或所恶,或对其想法表示同情、理解和支持等;但对于不切实际、荒诞无稽的想法、欲望,不能一味地就迁就和纵容,而应当善意、诚恳地进行说服教育。

(七)暗示法

暗示法是指通过非批评性的暗示,使患者产生认知、情感和行为改变的治疗方法。

暗示治疗的手段多种多样,临床可采用言语暗示、药物暗示、仪器暗示、手术暗示、权威暗示、情境暗示等,一般多采用言语暗示。平时护理人员对患者的鼓励、安慰、解释、保证等都含有暗示的成分。有些身心失常患者的人格结构并非存在问题,而是生活适应遇到困难,若诱导其改变自我观念,即可解除其心理困扰。暗示作用不仅能影响人的心理与行为,而且能影响人体的生理功能。《三国演义》中"望梅止渴"的故事,就是暗示法的典型例证。

在做暗示治疗时,要特别注意:①暗示疗法治疗的效果,往往取决于患者的易感性和对暗示的顺从性;②患者对护理人员的信任是暗示治疗的基础,因此,治疗前应同患者建立良好的护患关系,取得患者的高度信任与合作;③每次治疗过程应尽量取得成功,如不成功,则会动摇患者的信心,影响其对治疗者的信任,如果再次进行暗示治疗,通常难以奏效。

　　本章的学习重点是生活起居护理和饮食护理的基本原则。本章的学习难点是情志护理的基本方法。在学习过程中,应注意结合案例,将中医辨证的思想融入护理措施中去。

（张　瑾）

思考题

1. 春季如何做好患者的生活起居护理?
2. 针对患者的不同体质情况,怎样进行饮食护理?
3. 在情志护理工作中,语言沟通怎样体现人文关怀?

第五章 | 药物疗法与护理

05章 数字内容

 工作情景与任务

导入情景:

患者,男,63岁,退休人员,咳嗽反复发作10余年,3日前因受凉出现恶风畏寒,神疲乏力,咳嗽阵作,咳痰清稀多泡沫,心悸,气喘且活动后加重,舌淡,苔白,脉浮,来中医门诊就诊,医生经诊断后予以中药小青龙汤加减。

工作任务:

正确为患者实施用药护理,对中药煎煮方法及服药注意事项进行指导。

第一节 中药与方剂基础知识

中药是在中医理论指导下,用于预防、治疗疾病的药物。方剂是在辨证审因确定治法之后,选择适宜的药物,酌定用量,按照组方原则,妥善配伍而成。中药和方剂,是中医药学的重要组成部分,也是中医防病治病的重要手段。

一、中药基础知识

（一）中药的性能

中药的性能是指中药的性质和作用,简称药性。中药的性能主要包括四气、五味、升降浮沉、归经及毒性等。

1. 四气　又称四性,指药物具有寒、热、温、凉四种不同的药性。温热性属阳,寒凉性属阴。而寒与凉、热与温仅是程度上的不同。凡能减轻或消除热证的药物,一般属于寒性或凉性,如金银花、栀子;凡能够减轻或消除寒证的药物,一般属于热性或温性,如附子、干姜。

此外,还有一类寒热性质不明显的药物,称为平性药,如麦芽、山药等。

2. 五味　即辛、甘、酸、苦、咸五种药味。《黄帝内经》最早归纳了五味的基本作用,即辛散、甘缓、酸收、苦坚、咸软。

（1）辛:具有发散、行气、活血的作用。如有发散作用的生姜,有行气作用的木香,有活血作用的红花。

（2）甘:具有补益和中、缓急止痛、调和药性的作用。如有补气作用的人参,有缓急止痛作用的蜂蜜,有和中作用的麦芽,有调和药性作用的甘草。

（3）酸:具有收敛、固涩的作用。如有涩精、敛汗作用的五味子,有敛肺气、止咳嗽、涩肠止泻作用的乌梅,有止血作用的五倍子,有固精、缩尿作用的金樱子等。

（4）苦:具有清热泻火、通泄、降气、燥湿、坚阴的作用。如栀子、杏仁、大黄、黄连等。

（5）咸:具有软坚散结、泻下作用。如海藻、芒硝等。

此外,还有淡味和涩味。淡,有渗湿、利水的作用,常附于甘。涩,有收敛、固涩的作用,与酸相似,常附于酸。故仍用五味来概括药性。

3. 升降浮沉　反映药物在人体内作用的趋向性。"升"指药物具有上升、升提的作用,主要治疗病势向下的疾病,如泄泻、脱肛等;"降"指药物具有下降、降逆的作用,主要治疗病势向上的疾病,如呕吐、咳喘等;"浮"指药物具有上浮、发散的作用,主要治疗病位在表的疾病,如表证、麻疹等;"沉"是指药物具有沉降、下行、向内收敛的作用,主要治疗病位在里的疾病,如自汗、盗汗等。

一般而言,具有升浮作用的药物,性多温热,味辛、甘、淡,具有发表升阳、祛风散邪、涌吐开窍等作用,材质多为花、叶、皮、枝等质地较轻的药物;具有沉降作用的药物,性多寒凉,味苦、酸、咸,具有清热泻下、利尿渗湿、消食导滞、止咳平喘、重镇安神、降逆收敛的作用,材质多为种子、果实、贝壳、矿物等质地较重的药物。此外,炮制加工也可以改变药物的升降浮沉,如酒制则升,姜炒则散,醋炒收敛,盐炒下行。

4. 归经　指药物作用的部位。主要指药物对某一经或某几经发生明显作用,而对其他经的作用较小,甚至没有作用。归经不同,治疗作用也不同,掌握归经,有助于临床辨证用药。例如,同为苦寒之品的黄芩、黄连、黄柏三药,都具有清热燥湿、泻火解毒的作用,均可治疗湿热火毒之证,但黄芩归肺经,善于清上焦之肺热;黄连归胃经,善于清中焦之胃火;黄柏归肾经,善于清下焦之肾火。

5. 毒性 指药物对机体产生的不良影响及损害性。药物的毒性反应与药物本身的毒性、剂量过大、用药时间过长、炮制不当、配伍失宜、煎服法错误、药不对证、个体差异等多种因素有关。通过必要的炮制、配伍、制剂等途径来减轻或消除毒性。

(二)中药的应用

1. 中药配伍 配伍是根据病情需要和药物性能,有目的地将两种或两种以上的药物配合应用。配伍是组成方剂的基础。配伍的目的是增强药效,减轻或消除药物的毒副作用,药物之间的配伍关系常被称为用药"七情"。

(1)单行:即用单味药治疗疾病。如独参汤。

(2)相须:即性能功效相类似的药物配合使用,可以增强原有疗效。如大黄配芒硝,能增强攻下泻火的作用。

(3)相使:即性能功效方面有某些共性的药物配合使用,以一种药物为主,另外一种或几种药物为辅,以提高主药的疗效。如黄芪与茯苓相配,茯苓能提高黄芪补气利水的治疗效果。

(4)相畏:即一种药物的毒性反应或副作用能被另一种药物减轻或消除。如生半夏畏生姜。

(5)相杀:即一种药物能减轻或消除另一种药物的毒性或副作用。如生姜杀生半夏。

(6)相恶:即两种药物合用,一种药物能使另一种药物原有功效降低甚至丧失。如人参与莱菔子同用,莱菔子能削弱人参的补气作用。

(7)相反:即两种药物合用,能产生或增强毒性反应或副作用。如藜芦反人参。

2. 用药禁忌 主要包括配伍禁忌、妊娠禁忌、服药禁忌等方面。

(1)配伍禁忌:有些药物合用,会产生剧烈毒副作用或降低和破坏药效,应该避免配合使用,称为配伍禁忌。七情中的相反、相恶属于中药配伍禁忌,此外还有"十八反"和"十九畏"。十八反:甘草反甘遂、大戟、海藻、芫花;乌头反贝母、瓜蒌、半夏、白蔹、白及;藜芦反人参、沙参、丹参、玄参、苦参、细辛、芍药。十九畏:硫黄畏朴硝,水银畏砒霜,狼毒畏密陀僧,巴豆畏牵牛,丁香畏郁金,川乌、草乌畏犀角,牙硝畏三棱,官桂畏石脂,人参畏五灵脂。

(2)妊娠禁忌:凡易于对母体或胎儿产生损害的药物,均为妊娠用药的禁忌。妊娠禁忌分为慎用药与禁用药两大类。慎用药包括活血祛瘀药、行气药、攻下药,如桃仁、红花、大黄等。禁用药大多是毒性较强或药性峻猛的药物,如巴豆、麝香、牵牛等。

(3)服药禁忌:指服药期间对某些食物的禁忌,又称食忌、忌口。一般而言,在服药期间应忌食生冷、油腻、腥膻和有刺激性的食物。此外,根据病情不同,饮食禁忌亦有区别,如热性病忌食辛辣、油腻、煎炸之品;寒性病忌食生冷的食物;疮疡及皮肤病患者忌食鱼、虾、蟹等腥膻发物及辛辣刺激性食物;胸痹患者忌食肥肉、脂肪、动物内脏及酒;脾胃虚弱者忌食油炸黏腻、寒冷坚硬、不易消化的食物。

二、方剂基础知识

方剂是在辨证立法的基础上,选择适合的药物,酌定用量,按照组成原则,妥善配伍而成。方剂通过药物的配伍,可增强或改变药物原有的功效,调其偏性,制其毒性,消除或减弱药物对人体的不利因素,以便更好地发挥治疗作用。

（一）方剂的组成原则
方剂由君药、臣药、佐药、使药四个部分构成。

 知识拓展

"君臣佐使"的由来

君臣佐使,原指君主、臣僚(文武官员)、僚佐(辅助别人的人)、使者(奉命办事的人)四种人。他们在一国之内分别起着不同的作用。后来也用以比喻中医处方中各味药的不同性质和作用,是中医方剂的组方原则。《神农本草经》中记载:"上药一百二十种为君,主养命……中药一百二十种为臣,主养性……下药一百二十种为佐使,主治病……药有君臣佐使,以相宣摄合和"。《素问·至真要大论》中记载:"主病之谓君,佐君之谓臣,应臣之谓使。"

1. 君药　针对主病或主证起主要治疗作用的药物,是方剂中不可缺少的主药。

2. 臣药　辅助君药加强治疗主病或主证的药物,或针对兼病或兼证起主要治疗作用的药物。

3. 佐药　有3种作用:一是佐助君、臣药起治疗作用,或直接治疗次要症状或兼证的药物;二是减缓或消除君、臣药的毒性或峻烈之性的药物;三是与君药性味相反,在治疗中起反佐作用的药物,如在温热剂中加入少量寒凉药。

4. 使药　有两种作用:一是引经药,即能引方中诸药直达病所的药物;二是调和药,即调和方中诸药作用的药物。

（二）方剂的组成变化

1. 药味增减的变化　即在君药不变的前提下,对臣药或佐、使药的加减,即"随证加减"。适用于主证不变的情况,随次要兼证的不同进行加减。

2. 药量增减的变化　方剂中药物的组成相同,而药量发生改变,可使方剂的功效主治均发生变化。

3. 剂型更换的变化 同一方剂,用药用量完全相同,通过配制不同的剂型,可以改变功用快慢与药力峻缓,达到治愈病证的目的。通常病情轻而较缓者多用丸散剂以缓治,病情重而较急者应采用汤剂以速治。

(三)常用剂型

方剂组成以后,根据病情与药物的特点制成一定的形态,称为剂型。

1. 汤剂 是将药物饮片加水或酒浸泡后煎煮一定时间,去渣取汁,制成的液体剂型。汤剂的特点是吸收快、疗效迅速、便于随证加减,是临床使用最广的一种剂型。

2. 散剂 是将药物研碎,均匀混合制成的粉末状剂型。散剂的特点是节省药材、吸收较快、便于服用与携带。

3. 丸剂 是将药物研成细粉或药材提取物,加水、蜜、药汁等黏合剂制成球形的固体剂型。丸剂的特点是吸收较慢、药效持久、便于长期服用与携带。

4. 膏剂 是将药物用水或植物油煎熬去渣而制成的剂型,有内服和外用两种。内服膏剂的特点是滋润补益、体积小、含量高、便于服用。外用膏剂有软膏和硬膏两种。

5. 糖浆剂 是将药物煎煮去渣浓缩,加入蔗糖制成的水溶液。糖浆剂的特点是服用方便、味甜量小、吸收较快。

6. 冲剂 是将药物细粉或药材提取物,加适量赋形剂制成的干燥颗粒状制剂,服时以开水冲服。冲剂的特点是作用迅速、服用方便、易于携带。

7. 片剂 是将药物加工提炼与适量辅料混合压制成片状的剂型。片剂的特点是体积小、用量准确、便于服用。

8. 针剂 是将药物加工制成灭菌溶液,供皮下、肌肉、静脉、腧穴注射的一种制剂,亦称注射剂。针剂的特点是剂量准确、药效迅速、给药方便。

9. 酒剂 又称药酒,是将药物浸泡于白酒或黄酒中,去渣取液制成的剂型,分内服和外用两种。酒有活血通络、易于发散和助长药效的特性,故常在祛风通络和补益剂中使用。外用酒剂尚可祛风活血、止痛消肿。

10. 口服液 是将药物用水或其他溶剂提取,精制而成的内服液体制剂。口服液的特点是剂量较小、吸收较快、服用方便、口感适宜。

三、中药煎服法与护理

(一)中药煎煮法

1. 煎药用具 以砂锅、砂罐为佳,搪瓷罐次之,忌用铁、铜、铝等金属容器。

2. 煎药用水 一般以饮用水来煎煮中药。

3. 浸泡 中药煎煮前一般要用冷水浸泡30～60分钟,以泡透为原则。种子、果实类浸泡时间可适当延长。第一煎加水至超过药面3～5cm为宜,第二煎加水至超过药面2～3cm为宜。

4. 火候与时间 火候有文火与武火之分。文火,即小火;武火,即大火、猛火。通常采用"先武后文"的原则,即先用武火煮沸,后改用文火,以保持药液微微沸腾为宜。煎煮时间应根据药物性能及功用而定。各类药物煎煮时间见表5-1-1。

表5-1-1 各类药物煎煮时间

药剂种类	第一煎于沸后煮	第二煎于沸后煮
一般药物	30分钟	25分钟
解表药、清热药	20分钟	15分钟
补益药	60分钟	50分钟

5. 特殊煎煮法

(1)先煎:即先于他药煎煮。主要用于金石、矿物、介贝类药物,因质地坚硬,有效成分不易煎出,需先煎20~30分钟,再纳其他药物同煎,如磁石、寒水石、龟甲等。此外,附子、川乌、草乌等毒性或副作用较强的药物,宜先煎45~60分钟,再纳他药,降低毒性,保证用药安全。

(2)后下:即后于他药煎煮。主要用于一些气味芳香的药物,久煎其有效成分易于挥发而降低药效,须在他药煎煮结束前5~10分钟加入,如薄荷、青蒿、砂仁等。此外,有些药物久煎能使其有效成分被破坏,故亦当后下,如钩藤、大黄、番泻叶等。

(3)包煎:即用纱布将药物包裹后入煎。可用于花粉类、细小种子类药物及药物细粉等,如海金沙、蒲黄、苏子等;亦可用于含淀粉、黏液质较多的药物,煎煮时容易粘锅、糊化,如葶苈子、车前子等。此外,还可用于含绒毛的药物,因其难于滤净,混入药液易刺激咽喉引起恶心、呕吐,如辛夷、旋覆花等。

(4)另煎:又称另炖。主要用于某些贵重药材,为了更好地煎出有效成分应单独煎,如人参、西洋参等。

(5)烊化:又称溶化,主要用于某些胶类药物及黏性大而易溶的药物,可单独将药材加热溶化后,再与其他药汁兑服或单独服用,如阿胶、饴糖等。

(6)冲服:某些芳香、贵重,或高温容易破坏药效,或有效成分难溶于水的药物,需先将药物研磨成粉末,再用煎好的药液或温开水冲服,如羚羊角、三七粉、鹤草芽等。

(二)中药服法

1. 服药时间 一般药,宜在进食前后2小时左右服用,具体根据患者病情需要、肠胃状况以及药物特性来确定。

(1)空腹宜服:峻下逐水药、攻下药、驱虫药等。

(2)饭前宜服:滋补药、治疗胃肠疾病的药物。

(3)饭后宜服:消食药、对胃肠有刺激的药物。

(4)睡前宜服:安神药、缓下药。

（5）不拘时服：急病、重病应不拘时服。

2. 服药量　中药汤剂一般每日 1 剂，分 2～3 次服用，间隔 4～6 小时为宜。

第二节　常用中药及中成药

一、常用中药

（一）解表药

凡以发散表邪、解除表证为主要功效，治疗外感表证的药物称为解表药。解表药分为辛温解表药和辛凉解表药（表 5-2-1）。本类药多味辛质轻，入肺与膀胱经。

表 5-2-1　解表药

类别	药名	性味归经	功效	应用
辛温解表药	麻黄	辛、微苦，温；归肺、膀胱经	发汗解表、宣肺平喘、利水消肿	风寒感冒，咳喘，水肿
	桂枝	辛、甘，温；归心、肺、膀胱经	发汗解肌、温经通脉、助阳化气	风寒感冒，脘腹冷痛，痰饮、心悸
	紫苏	辛，温；归肺、脾经	解表散寒、行气和胃	风寒感冒，脾胃气滞，妊娠呕吐，鱼蟹中毒
	生姜	辛，微温；归肺、脾、胃经	解表散寒、温中止呕、化痰止咳、解鱼蟹毒	风寒感冒，胃寒呕吐，寒痰咳嗽，鱼蟹中毒
	荆芥	辛，微温；归肺、肝经	解表散风、透疹，消疮	外感表证，麻疹不透，疮疡
辛凉解表药	薄荷	辛，凉；归肺、肝经	疏散风热、清利头目、利咽透疹、疏肝行气	风热感冒，头痛目赤，咽痛，麻疹不透、肝郁气滞
	桑叶	甘、苦，寒；归肺、肝经	疏风散热、清肺润燥、平抑肝阳、清肝明目	风热感冒，肺热咳嗽，肝阳上亢，目赤肿痛
	菊花	甘、苦，微寒；归肺、肝经	疏散风热、平抑肝阳、清肝明目、清热解毒	风热感冒，肝阳上亢，目赤肿痛，疮痈肿毒

（二）清热药

凡以清解里热为主要功效,治疗里热证的药物称为清热药。清热药分为清热泻火药、清热燥湿药、清热解毒药、清热凉血药和清虚热药五类(表5-2-2)。本类药大多药性苦寒,过用易伤脾胃,故脾胃虚弱者慎用。

表5-2-2　清热药

类别	药名	性味归经	功效	应用
清热泻火药	石膏	辛、甘,大寒;归肺、胃经	清热泻火、除烦止渴	高热烦渴,头痛牙痛
	知母	苦、甘,寒;归肺、胃、肾经	清热泻火、滋阴润燥	高热烦渴,肺热咳嗽,骨蒸潮热,内热消渴
	栀子	苦,寒;归心、肺、三焦经	泻火除烦、清热利湿,凉血解毒	热病烦闷,湿热黄疸,血热吐衄,淋证涩痛
	夏枯草	辛、苦,寒;归肝、胆经	清肝泻火、明目、散结消肿	瘰疬,瘿瘤,目赤肿痛,乳痈,乳癖
清热燥湿药	黄芩	苦,寒;归肺、胆、脾、大肠、小肠经	清热燥湿、泻火解毒,止血安胎	肺热咳嗽,热病泻痢,痈肿疮毒,血热出血
	黄连	苦,寒;归心、脾、胃、肝、胆、大肠经	清热燥湿、泻火解毒	湿热痞满,高热神昏,血热吐衄,胃热呕吐,湿疹湿疮
	黄柏	苦,寒;归肾、膀胱经	清热燥湿、泻火解毒、除骨蒸	湿热泻痢,骨蒸劳热,疮疡肿毒,湿疹湿疮
清热解毒药	金银花	甘,寒;归肺、心、胃经	清热解毒、疏散风热	风热感冒,热毒血痢,痈肿疔疮
	连翘	苦,微寒;归肺、心、小肠经	清热解毒、消肿散结、疏散风热	风热感冒,痈疽,瘰疬,热淋涩痛
	板蓝根	苦,寒;归心、胃经	清热解毒、凉血利咽	热病咽痛,痄腮,疮毒痈肿
	蒲公英	苦、甘,寒;归肝、胃经	清热解毒、消肿散结、利湿通淋	痈肿疔疮,湿热黄疸,热淋涩痛

类别	药名	性味归经	功效	应用
清热凉血药	生地黄	甘,寒;归心、肝、肾经	清热凉血、养阴生津	热入营血,血热出血,热病伤阴,阴虚发热,津伤便秘
	玄参	甘、苦、咸,微寒;归肺、胃、肾经	清热凉血、滋阴降火、解毒散结	热入营血,热病伤阴,目赤肿痛,痈肿疮毒
清虚热药	青蒿	苦、辛,寒;归肝、胆经	清虚热、除骨蒸、解暑热、截疟、退黄	疟疾寒热,温邪伤阴,阴虚发热,湿热黄疸
	地骨皮	甘,寒;归肺、肝、肾经	凉血除蒸、清肺降火	阴虚潮热,肺热咳嗽,血热出血,内热消渴

(三)泻下药

凡能引起腹泻或润滑大肠,以泻下通便为主要功效的药物,称为泻下药。泻下药分为攻下药、润下药及峻下逐水药(表5-2-3)。本类药多为沉降之品,主归大肠经。

表5-2-3 泻下药

类别	药名	性味归经	功效	应用
攻下药	大黄	苦、寒;归脾、胃、大肠、肝、心包经	泻下攻积、清热泻火、凉血解毒、逐瘀通经	积滞便秘,血热吐衄,热毒疮疡,湿热泻痢,烧烫伤
	芒硝	咸、苦,寒;归胃、大肠经	泻下通便、润燥软坚、清热消肿	实热积滞便秘,咽痛,口疮,疮痈肿痛
润下药	火麻仁	甘、平;归脾、胃、大肠经	润肠通便	肠燥便秘
	郁李仁	辛、苦、甘,平;归脾、大肠、小肠经	润肠通便、利水消肿	肠燥便秘,水肿
峻下逐水药	甘遂	苦,寒;有毒;归肺、肾、大肠经	泻下逐饮、消肿散结	水肿胀满,胸胁停饮
	巴豆	辛,热;有大毒;归胃、大肠、肺经	峻下冷积、逐水退肿、祛痰利咽	寒邪食积,腹水,喉痹

（四）祛湿药

凡以祛风除湿、健脾利湿、利水消肿和祛湿退黄为主要功效,治疗风湿痹阻、湿邪中阻、水湿内停及水肿的药物,称祛湿药。祛湿药又分祛风湿药、化湿药、利水渗湿药和利湿退黄药(表5-2-4)。本类药物味多辛苦。

表5-2-4　祛湿药

类别	药名	性味归经	功效	应用
祛风湿药	独活	辛、苦,微温;归肾、膀胱经	祛风除湿、通痹止痛、解表	风寒湿痹,风寒夹湿表证
	防己	辛、苦,寒;归膀胱、肾、脾经	祛风湿、止痛、利水消肿	风湿痹证,水肿,湿疹疮毒
化湿药	藿香	辛,微温;归脾、胃、肺经	化湿、止呕、解暑	暑湿证及湿温初起,呕吐
	苍术	辛、苦,温;归脾、胃、肺经	燥湿健脾、祛风散寒、明目	湿阻中焦,风湿痹证,风寒感冒,夜盲
	厚朴	苦、辛,温;归脾、胃、肺、大肠经	燥湿行气、消积、消痰平喘	湿阻中焦,食积气滞,腹胀,痰饮咳喘
利水渗湿药	茯苓	甘、淡,平;归心、脾、肾经	利水渗湿、健脾、安神	脾虚泄泻,水肿,失眠
	薏苡仁	甘、淡,凉;归脾、胃、肺经	利水渗湿、健脾止泻、除痹、清热排脓	脾虚泄泻,水肿,小便不利,肺痈
利湿退黄药	茵陈	苦、辛,微寒;归脾、胃、肝、胆经	清热利湿、利胆退黄	黄疸,湿疮瘙痒

（五）温里药

凡能温里祛寒,治疗里寒证的药物,称为温里药(表5-2-5)。本类药味辛而性温热。

表5-2-5　温里药

类别	药名	性味归经	功效	应用
温里药	附子	辛、甘,大热;有毒;归心、肾、脾经	回阳救逆、补火助阳、散寒止痛	亡阳证,阳虚证,寒痹证
	肉桂	辛、甘,热;归肾、脾、心、肝经	补火助阳、散寒止痛、温经通脉、引火归原	肾阳不足,冲任虚寒,肾虚作喘,心腹冷痛
	吴茱萸	辛、苦,热;有小毒;归肝、脾、胃、肾经	散寒止痛、降逆止呕、助阳止泻	寒凝肝脉,呕吐吞酸,虚寒泄泻

类别	药名	性味归经	功效	应用
温里药	干姜	辛,热;归脾、胃、肾、心、肺经	温中散寒、回阳通脉、温肺化饮	脾胃寒证,脘腹冷痛,呕吐,泄泻,亡阳证,寒饮喘咳

(六)理气药

凡以疏畅气机为主要功效,治疗气滞证或气逆证的药物称为理气药(表5-2-6)。本类药多辛香苦温,归脾、胃、肝、肺经。

表5-2-6 理气药

类别	药名	性味归经	功效	应用
理气药	陈皮	辛、苦,温;归脾、肺经	理气健脾、燥湿化痰	脾胃气滞证,呕吐,呃逆,湿痰,寒痰,咳嗽痰多
	青皮	辛、苦,温;归肝、胆、胃经	疏肝破气、消积化滞	肝郁气滞证,疝气疼痛,食积腹痛,久疟癖块
	枳实	辛、苦、酸,微寒;归脾、胃、大肠经	破气消积、化痰除痞	胃肠积滞,湿热泻痢,胸痹,结胸,产后腹痛,内脏下垂
	木香	辛、苦,温;归脾、胃、大肠、胆、三焦经	行气止痛、健脾消食	脾胃气滞证,泻痢后重,腹痛胁痛,黄疸

(七)消食药

凡以消化食积为主要功效,治疗饮食积滞的药物,称为消食药(表5-2-7)。本类药物多味甘性平,归脾、胃经。

表5-2-7 消食药

类别	药名	性味归经	功效	应用
消食药	山楂	酸、甘,微温;归脾、胃、肝经	消食健胃、行气散瘀、化浊降脂	肉食积滞,瘀阻肿痛、痛经
	鸡内金	甘,平;归脾、胃、小肠、膀胱经	健胃消食、涩精止遗、通淋化石	饮食积滞,小儿疳积,遗精,遗尿,石淋,结石癥块
	麦芽	甘,平;归脾、胃、肝经	消食健脾、回乳消胀	面食积滞,断乳,乳房胀痛

（八）理血药

凡能调理血分,治疗血分疾病的药物,称为理血药。理血药分为止血药和活血化瘀药（表5-2-8）。本类药味多辛、苦,主归心、肝经。

表5-2-8　理血药

类别	药名	性味归经	功效	应用
止血药	大蓟	甘、苦,凉;归心、肝经	凉血止血、散瘀解毒、消痈	血热出血证,痈肿疮毒
	小蓟	甘、苦,凉;归心、肝经	凉血止血、散瘀解毒、消痈	血热出血证,痈肿疮毒
	三七	甘、微苦,温;归肝、胃经	散瘀止血、消肿定痛	各种出血证,跌打损伤,瘀血肿痛
活血化瘀药	丹参	苦,微寒;归心、肝经	活血调经、祛瘀止痛、凉血消痈、清心除烦	月经不调,痛经闭经,产后瘀滞腹痛,脘腹疼痛,跌打损伤,心悸失眠
	红花	辛,温;归心、肝经	活血通经、散瘀止痛	血滞经闭,产后瘀阻腹痛,跌打损伤,斑疹
	益母草	辛、苦,微寒;归心、肝、膀胱经	活血调经、利水消肿、清热解毒	月经不调,产后瘀阻腹痛,水肿

（九）化痰止咳平喘药

凡以祛痰或消痰,治疗痰证为主要作用的药物,称为化痰药;以制止或减轻咳嗽和喘息为主要作用的药物,称为止咳平喘药。化痰止咳平喘药分为温化寒痰药、清化热痰药和止咳平喘药（表5-2-9）。

表5-2-9　化痰止咳平喘药

类别	药名	性味归经	功效	应用
温化寒痰药	半夏	辛,温;有毒;归脾、胃、肺经	燥湿化痰、降逆止呕、消痞散结	寒痰,湿痰,呕吐,胸脘痞闷,瘰疬痰核,毒蛇咬伤
	天南星	辛、苦,温;有毒;归肺、肝、脾经	燥湿化痰、祛风解痉、散结消肿	顽痰咳喘,风痰眩晕,中风,破伤风,癫痫,虫蛇咬伤

类别	药名	性味归经	功效	应用
清化热痰药	瓜蒌	甘、微苦,寒;归肺、胃、大肠经	清热涤痰、宽胸散结、润肠通便	肺热咳喘,胸痹,肺痈,乳痈,肠燥便秘
	川贝母	甘、苦,微寒;归肺、心经	清热润肺、化痰止咳、散结消痈	肺热燥咳,干咳少痰,瘰疬,乳痈,肺痈
止咳平喘药	苦杏仁	苦,微温;有小毒;归肺、大肠经	止咳平喘、润肠通便	咳嗽气喘,肠燥便秘
	枇杷叶	苦,微寒;归肺、胃经	清肺止咳、降逆止呕	肺热咳嗽,胃热呕吐,气逆喘急

(十) 平肝息风药

凡具有平肝潜阳、息风止痉功效,治疗肝阳上亢或肝风内动病证的药物,称为平肝息风药。平肝息风药分为平抑肝阳药和息风止痉药(表 5-2-10)。本类药物有性偏寒凉或性偏温燥之不同,故当注意区分使用。

表 5-2-10 平肝息风药

类别	药名	性味归经	功效	应用
平抑肝阳药	石决明	咸,寒;归肝经	平肝潜阳、清肝明目	头晕目眩,目赤,翳障,视物昏花
	珍珠母	咸,寒;归肝、心经	平肝潜阳、安神定惊、明目退翳	头晕目眩,惊悸失眠,心神不宁,视物昏花
息风止痉药	羚羊角	咸,寒;归肝、心经	平肝息风、清肝明目、清热解毒	惊痫抽搐,头痛眩晕,目赤头痛,壮热神昏,热毒发斑
	天麻	甘,平;归肝经	息风止痉、平抑肝阳、祛风通络	惊痫抽搐,头痛眩晕,肢体麻木,手足不遂

(十一) 安神药

凡以安定神志为主要功效,治疗心神不安病证的药物,称为安神药。安神药分为重镇安神药和养心安神药(表 5-2-11)。本类药物多属对症治标之品,特别是矿石类重镇安神药及有毒药物,只宜暂用,不可久服,应中病即止。

表 5-2-11　安神药

类别	药名	性味归经	功效	应用
重镇安神药	龙骨	甘、涩,平;归心、肝、肾经	镇惊安神、平肝潜阳、收敛固涩	心神不宁,心悸失眠,惊痫癫狂,肝阳上亢,疮疡久溃不敛
	朱砂	甘,寒;归心经	清心镇惊、安神解毒	心神不宁,心悸,失眠,癫痫,疮痈肿毒
养心安神药	酸枣仁	甘、酸,平;归心、肝、胆经	养心益肝、宁心安神、敛汗生津	心悸失眠,自汗,盗汗
	柏子仁	甘,平;归心、肾、大肠经	养心安神、润肠通便	心悸失眠,肠燥便秘

（十二）补益药

凡能补虚扶弱,以纠正人体气血阴阳虚衰,治疗虚证为主要作用的药物,称为补虚药。补虚药分为补气药、补血药、补阴药和补阳药(表 5-2-12)。补虚药药性滋腻,不易消化,甚则影响脾胃运化功能,故可适当配伍健脾消食药顾护脾胃。

表 5-2-12　补益药

类别	药名	性味归经	功效	应用
补气药	人参	甘、微苦,微温;归肺、脾、心经	大补元气、补脾益肺、生津、安神益智	元气虚脱证,肺脾心气虚证,津伤口渴
	西洋参	苦、微甘,凉;归肺、心、肾、脾经	补气养阴、清热生津	气阴两伤证,肺气虚及肺阴虚证
	甘草	甘,平;归心、肺、脾、胃经	补脾益气、祛痰止咳、缓急止痛、清热解毒、调和药性	心气不足,脉结代,心悸,脾气虚,咽喉肿痛,药食中毒
补血药	当归	甘、辛,温;归肝、心、脾经	补血调经、活血止痛、润肠通便	血虚诸证,月经不调,跌打损伤,痹痛,血虚肠燥便秘
	熟地黄	甘,微温;归肝、肾经	补血滋阴、补精益髓	血虚诸证,肝肾阴虚
	阿胶	甘,平;归肺、肝、肾经	补血、止血、滋阴润肺	血虚诸证,出血证,肺阴虚燥咳,心烦失眠
补阴药	北沙参	甘、微苦,微寒;归肺、胃经	养阴清肺、益胃生津	肺阴虚证,胃阴虚证

类别	药名	性味归经	功效	应用
补阴药	麦冬	甘、微苦,微寒;归肺、胃、心经	养阴润肺、益胃生津、清心除烦	肺阴虚证,胃阴虚证,心阴虚证
补阳药	鹿茸	甘、咸,温;归肾、肝经	补肾阳、益精血、强筋骨、调冲任、托疮毒	肾阳虚衰,精血不足,小儿五迟,妇女冲任虚寒
	杜仲	甘,温;归肝、肾经	补肝肾、强筋骨、安胎	肾虚腰痛及各种腰痛,胎动不安

二、常用中成药

中成药是以中药材为原料,在中医药理论指导下,为了预防及治疗疾病的需要,按规定的处方和制剂工艺将其加工制成一定剂型的中药制品,是经国家药品监督管理部门批准的商品化的一类中药制剂。常见中成药的功效及其应用见表5-2-13。

表5-2-13 常用中成药

名称	功效	应用
维C银翘片	疏风解表,清热解毒	流行性感冒所致发热、咳嗽、咽喉疼痛
小儿止咳糖浆	润肺清热,止嗽化痰	风热感冒,咳嗽
双黄连口服液	清热解毒,疏风解表	外感风热所致发热、咳嗽、咽喉肿痛
玉屏风散颗粒	益气,固表,止汗	表虚不固,体虚易感风邪
牛黄解毒片	清热泻火	火热内盛,咽喉肿痛,牙龈肿痛,口舌生疮
板蓝根颗粒	清热解毒,凉血利咽	肺胃热盛,扁桃体炎,腮腺炎
抗病毒颗粒	清热解毒	病毒性感冒
藿香正气水	解表化湿,理气和中	胸膈痞闷,脘腹胀痛,呕吐泄泻
川贝清肺糖浆	清肺润燥,止咳化痰	干咳,咽干、咽痛
小建中颗粒	温中补虚,缓急止痛	脾胃虚寒,脘腹疼痛,喜温喜按,嘈杂吞酸
麻仁润肠丸	润肠通便	肠胃积热,胸腹胀满,大便秘结
健胃消食片	健胃消食	脾胃虚弱之食积
逍遥丸	疏肝健脾,养血调经	肝气不舒,胸胁胀痛,头晕目眩,月经不调
加味逍遥丸	疏肝清热,健脾养血	两胁胀痛,心烦易怒,倦怠食少,月经不调

名称	功效	应用
气滞胃痛颗粒	疏肝理气,和胃止痛	肝郁气滞之胃痛
速效救心丸	行气活血,祛瘀止痛	冠心病,心绞痛
归脾丸	益气健脾,养血安神	心脾两虚证
六味地黄丸	滋阴补肾	肾虚亏损,消渴
安神补心丸	养心安神	心血不足,虚火内扰
云南白药	活血化瘀,清热止血	各种损伤,出血
桂枝茯苓丸	活血化瘀,消癥	癥块,闭经,痛经
益母草膏	活血调经	月经不调,痛经,瘀血
大山楂丸	开胃消食	厌食,消化不良
西瓜霜	清热解毒,利咽润喉	口舌生疮,咽喉肿痛

第三节 用药护理

一、内服药的护理

(一)解表药的用法与护理
1. 解表药多为辛散之品,入煎剂不宜久煎。
2. 服药后应适当增加衣被,取微汗。
3. 汗出避风,以防病情加重。
4. 饮食宜清淡、易消化食物,多饮开水。

(二)清热药的用法与护理
1. 清热药多为苦寒之品,易伤脾胃,故脾胃疾病或阳虚者慎用。
2. 饮食宜清淡,忌辛辣、油腻之品,多为饭后服用。
3. 孕妇禁用或慎用。
4. 观察发热程度、出汗情况、神志有无改变、有无出血等,详细记录体温、呼吸、脉搏、血压等生命体征。

(三)泻下药的用法与护理
1. 泻下药多为苦寒之品,有些有毒,易伤脾胃,应得泻即止,不可过服久服。
2. 饮食宜清淡、易消化食物,忌辛辣、油腻之品。泻下药一般应空腹服用,润下药多睡前服。
3. 服药后注意排泄物的质、量、次数等变化,对服药后腹泻较重者,应随时观察病情,以免虚脱。

4. 年老体弱及妇女胎前产后、月经期等均应慎用。

（四）祛湿药的用法与护理

1. 祛湿药多为芳香之品,入煎剂不宜久煎。

2. 祛湿药多温燥,易耗气伤阴,故气血亏虚、阴虚血燥及津液不足者慎用。

3. 饭后服用,孕妇禁用或慎用。

（五）温里药的用法与护理

1. 温里药多为辛温燥烈之品,易耗伤津液,阴虚津亏者慎用。

2. 服药后宜进食温热之品以增强药效,忌食寒凉之品。

3. 服药后密切观察患者的反应,尤其是服用含有附子的药物,以防中毒。

（六）理气药的用法及护理

1. 理气药多辛散温燥,走窜通行,易耗气伤阴,阴虚或有出血倾向者慎用。

2. 本类药物含挥发油,不宜久煎。

3. 饮食宜清淡,忌辛辣、油腻之品,多为饭后服用。

4. 孕妇禁用或慎用。

（七）消食药的用法与护理

1. 消食药宜饭后服用,多配合理气药同用。饮食宜清淡,少食多餐。

2. 消食药一般不与补气药同用,气虚无积滞者,禁用消食药。

3. 哺乳期妇女忌用麦芽。

（八）止血药的用法及护理

1. 止血类药物宜饭后服,饮食宜清淡易消化,忌辛辣炙热之品,禁烟酒。

2. 服用止血类药物,应先分清出血原因、部位、轻重缓急,因病施护。

3. 对于出血兼有瘀血者,不可单用凉血止血药和收敛止血药,防止恋邪留瘀。

4. 注意观察出血的部位、数量、颜色、次数,定期测量并记录血压、脉搏、呼吸等,如有变化,及时报告。大出血时,及时采取抢救措施。

（九）活血化瘀药的用法及护理

1. 活血化瘀药多辛温走窜,易耗血动血,用量不宜过大,以免损伤正气。

2. 妇女月经过多或气血亏虚者慎用,出血无瘀血者禁用。孕妇禁用或慎用。

3. 破血化瘀类药物,体虚者慎用,一般多入丸散而不入汤剂。

4. 运用本类药物治疗肿瘤时,要注意患者疼痛过程及肿块大小、软硬度的变化,对于严重疼痛的患者,要认真观察病情变化,并做好精神安抚工作。

5. 活血化瘀类药物宜饭后服,忌食油腻、辛辣之品。

6. 因气行则血行,故使用本类药多配伍行气药。

（十）化痰止咳平喘药的用法与护理

1. 本类药物在使用前需辨别寒热虚实,区别用药。

2. 部分药物有毒,如半夏、天南星,用药量要准确,不宜过大。

3. 祛痰药宜在饭后服用,平喘药宜在哮喘发作前 1~2 小时服用。

4. 饮食宜清淡,多饮水,少食油腻食物,禁食生冷辛辣等刺激性食物。

(十一)平肝息风药的用法与护理

1. 平肝息风药多为介壳、矿物类,入煎剂宜先煎。

2. 饮食宜清淡,忌辛辣、高盐饮食及烟酒,多饭后服用。

3. 服药后及时观察患者精神状态及生命体征,如出现高血压危象,需及时报告处理。

(十二)安神药的用法与护理

1. 安神药多以植物的种子、矿石、贝壳等入药。矿石类安神药易伤脾胃,不宜久服,中病即止。

2. 安神药多在睡前 30 分钟服用。

3. 饮食宜清淡,少食辛辣、油腻、肥甘食物;忌饮浓茶、咖啡、烈酒。

4. 根据患者的不同情况做好情志护理。

(十三)补益药的用法及护理

1. 补益药多为滋腻之品,易导致消化不良,故脾胃虚弱者慎用。

2. 补益药为治本之用,需长期服用,可制作丸、散剂以便于服用和携带。

3. 饮食忌油腻、辛辣、生冷及不易消化食物,宜饭前空腹服。

4. 对于具有虚实夹杂的患者不可单用补益药物,以防留邪不去,加重病情,宜攻补兼施。

(十四)收涩药的用法及护理

1. 收涩药味多涩,易敛邪,为治标之品,不可久服。

2. 对于表邪未解,湿热内蕴,瘀血未除者,应以祛邪为主,不宜使用收涩药。

3. 饮食宜清淡,忌食生冷、寒凉食物。

二、外用药的护理

(一)膏药疗法与护理

膏药疗法是以膏药敷贴治疗疾病的一种外治法。膏药具有消肿止痛、活血通络、拔毒透脓、去腐生肌、祛风除湿等功效,用于外科痈疽疔肿,已成脓未溃,或已溃脓毒未尽者,或痰核瘰疬、风湿骨痛及跌打损伤等病证的治疗。使用膏药前,应根据病灶的范围,选择大小合适的膏药。再清洁局部皮肤,将膏药加热软化,贴敷患处。贴膏药后若皮肤瘙痒难忍,周围起疹或水疱,即为过敏现象,应及时揭下膏药,暂停贴敷。膏药一般 1 日换一次,厚型膏药可 3~5 日换一次。

(二)熏洗疗法与护理

熏洗疗法是将药物煎汤或用开水冲泡后,趁热进行全身或局部的浸泡、淋洗、熏蒸、湿敷的方法。药物通过皮肤吸收和蒸汽渗透的作用,达到温通经络、祛风除湿、活血消肿等目的。本法用于治疗跌打损伤、肢体关节疼痛、皮肤病以及妇科疾病等。药液温度一般以40~50℃为宜,防止药温过高致烫伤,每次熏洗30~40分钟,每日1~2次,如有必要,可先熏后洗。

(三)贴敷疗法与护理

贴敷疗法是应用中药磨粉成散剂,加入赋形剂如酒、醋、姜汁等调成糊状或丸状敷涂于穴位上,通过药物和穴位的共同作用以治疗疾病的方法。临床常用于冬病夏治,如哮喘、慢性支气管炎、过敏性鼻炎等慢性病。贴敷时,用酒精棉球局部消毒,将已制备好的药物直接贴压于穴位上,外敷医用胶布固定;或将药物置于药贴正中,再对准穴位粘贴。40~60分钟后,取下胶布或药贴,清洁并擦干皮肤,同时进行必要的健康教育。

(四)灌肠疗法与护理

灌肠疗法是用中药药液从肛门灌入直肠至结肠,治疗肠道及有关疾病的一种方法。本法具有清热解毒、消肿止痛、润肠通便等作用,用于慢性结肠炎、慢性痢疾、慢性盆腔炎、便秘等病证的治疗。准备好灌肠必备物品,嘱患者排尽大便。用注射器抽取40℃左右的药液灌入肠内,让药液在肠道内保留一段时间。排便后要注意观察泻下物的质、量、色、味及次数,若有异常,应及时送检,并记录和报告。

(五)熨敷疗法与护理

熨敷疗法是用药物、药液直接加温,敷于局部特定部位或穴位上,利用温热效应和药物的作用,达到行气活血、散寒止痛、活血祛瘀等功效的一种外治方法。本法适用于虚寒性脘腹疼痛、跌打损伤、寒湿痹痛、泄泻等。治疗时,将所需药物炒热或蒸热后装入布袋,温度约为60℃,置于患处30~60分钟,可上下左右移动布袋,同时观察局部情况,以免烫伤皮肤,必要时停止热熨。若遇阳证、热证时,不宜使用熨敷疗法治疗。

> **章末小结** 本章的学习重点是中药汤剂的煎煮法及用药护理。本章的学习难点为常用中药及中成药的应用。在学习过程中注意结合临床,树立关爱患者、安全用药的药学服务意识。

(都 郁)

思考题

1. 试述中药汤剂的煎煮方法。
2. 什么是中药的四气、五味?
3. 试述中药配伍禁忌中的"十八反""十九畏"。

第六章 | 常用中医护理技术

06章 数字内容

1. 具有关爱、理解患者的职业素养和认真严谨的工作态度。
2. 掌握经络的概念,腧穴的分类、作用和定位方法;灸法、拔罐法、刮痧法、推拿疗法的操作、适应证、禁忌证及护理。
3. 熟悉十二经脉、奇经八脉和常用腧穴;毫针刺法及护理;灸法的分类、作用机制;拔罐法的作用机制和常用罐具;刮痧疗法的注意事项。
4. 了解经络的组成、生理功能和应用;耳针疗法、三棱针刺法与护理;灸法、拔罐法、刮痧疗法、推拿疗法的基础知识。
5. 学会在中医护理技术操作过程中应用专业知识消除患者紧张疑虑的情绪。

 工作情景与任务

导入情景:

患者,男,45 岁,近期常感到胃脘部隐隐疼痛,空腹时痛甚,饭后痛减,喜温喜按,伴神疲乏力、手足不温、大便溏薄,舌淡,苔白,脉迟缓。医生建议进行艾灸疗法,艾条灸双侧足三里、内关各 15 分钟,每日 1 次。

工作任务:

1. 请根据医嘱准确定位足三里、内关两穴。
2. 对患者简要说明足三里、内关的主治特点,进行相应的中医保健指导。

第一节 经络腧穴

一、经络概述

（一）经络的概念和经络系统的组成

1. 经络的概念　经络是人体运行气血的通路,是经脉和络脉的总称。经,有路径之意,是经络系统的主干,以上下纵行为主,多循行于深部,有固定的循行路线。络,有网络之意,是经脉的分支,呈纵横交错状遍布全身,多循行于较浅的部位。经络系统内连脏腑,外络肢节,将人体所有的脏腑、形体、孔窍等紧密连接成一个统一的有机整体。

2. 经络系统的组成　经络系统由经脉和络脉组成(图6-1-1)。其中经脉包括十二经脉、奇经八脉,以及附属于十二经脉的十二经别、十二经筋、十二皮部;络脉包括十五络脉、浮络、孙络等。

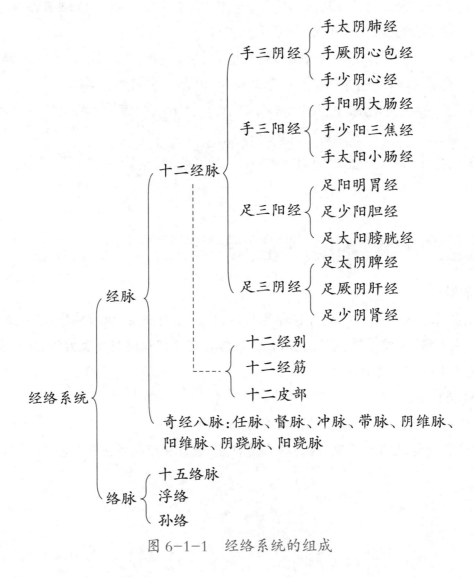

图 6-1-1　经络系统的组成

（二）十二经脉

1. **命名和分布规律**　十二经脉的名称由手足、阴阳、脏腑三部分组成。循行于上肢者为手经,循行于下肢者为足经;分布于肢体内侧面者为阴经,分布于肢体外侧面者为阳经;阴经隶属于脏,阳经隶属于腑;内侧面前、中、后线分别为太阴、厥阴、少阴,外侧面前、中、后线分别为阳明、少阳、太阳(表6-1-1)。

表6-1-1　十二经脉名称分类表

阴经 （属脏）	阳经 （属腑）	循行部位 （阴经行于内侧,阳经行于外侧）	
手太阴肺经	手阳明大肠经		前线
手厥阴心包经	手少阳三焦经	上肢	中线
手少阴心经	手太阳小肠经		后线
足太阴脾经	足阳明胃经		前线
足厥阴肝经	足少阳胆经	下肢	中线
足少阴肾经	足太阳膀胱经		后线

2. **走向和交接规律**　十二经脉的走向有一定的规律,即手三阴经从胸走手,交手三阳经;手三阳经从手走头,交足三阳经;足三阳经从头走足,交足三阴经;足三阴经从足走腹胸,交手三阴经(图6-1-2)。

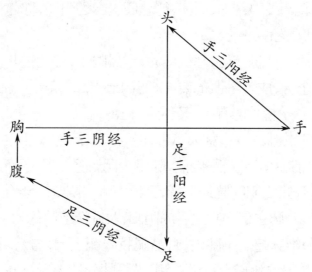

图6-1-2　十二经脉的走向及交接规律

十二经脉按一定的规律循行形成了连接,交接规律为:同名的手足阳经在头面部交接;手足阴经在胸腹部交接;相为表里的阴经与阳经在四肢末端交接。

3. **流注次序**　十二经脉的气血流注从手太阴肺经开始,依次流注,传至足厥阴肝经,再复注于手太阴肺经,周而复始,构成十二经脉循环流注体系(图6-1-3)。

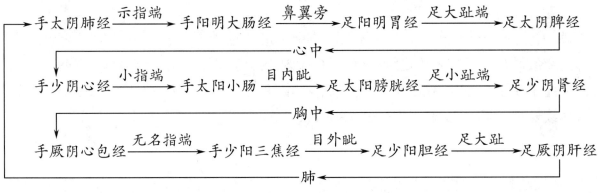

图 6-1-3　十二经脉流注次序

（三）奇经八脉

奇经八脉即督脉、任脉、冲脉、带脉、阴跷脉、阳跷脉、阴维脉、阳维脉。其分布不规则，不直接隶属脏腑，亦无表里配属关系，但与奇恒之腑联系密切，故称为"奇经"。

1. 生理功能　奇经八脉将部位相近、功能相似的经脉联系起来，加强了十二经脉之间的联系，具有统率作用；对十二经脉气血有蓄积和渗灌的调节作用；同时与肝、肾等脏腑和女子胞、脑、髓等奇恒之腑在生理和病理上有较密切的联系。

2. 循行部位和功能　奇经八脉中，督脉、任脉、冲脉均起于胞中，同出会阴，称为"一源三歧"。

（1）督脉：行于腰背正中，上至头面，能总督一身之阳经，称为"阳脉之海"。督脉与脑、髓和肾的功能密切联系。

（2）任脉：行于胸腹部正中，上抵颏部，能总任一身之阴经，称为"阴脉之海"。任脉与妊娠有关，有"任主胞胎"之说。

（3）冲脉：并足少阴经挟脐上行，环绕口唇，至目眶下，并通过其分支行脊柱、通督脉、上至头、下至足，贯穿全身，成为气血的要冲，能调节十二经脉的气血，称为"十二经脉之海"。冲脉与女子月经及孕育功能有关，又称为"血海"。

（4）带脉：起于胁下，围腰一周，犹如束带，能约束纵行诸脉，且主司妇女带下。

（5）阴、阳跷脉：阴跷脉起于足跟内侧，随足少阴肾经上行，行至内眦与阳跷脉会合；阳跷脉起于足跟外侧，伴足太阳膀胱经上行，至目内眦与阴跷脉会合，沿足太阳经上额，于项后会于足少阳经。二跷脉主宰一身左右的阴阳，共同调节肢体的运动和眼睑的开合。

（6）阴、阳维脉：阴维脉起于小腿内侧，沿腿股内侧上行，与六阴经相联系，至咽喉与任脉会合，主一身之里；阳维脉起于足跗外侧，沿股膝外侧上行，与六阳经相联系，至项后与督脉会合，主一身之表。二维脉维络一身表里之阴阳，进一步加强了机体的统一性。

（四）经络的生理功能

1. 联络脏腑，沟通内外　人体是由五脏六腑、五官九窍、四肢百骸、皮肉筋骨等构成的有机整体。虽然各组织器官有不同的生理功能，但又共同进行着有机的整体活动，这种相互联系、有机配合，主要依靠经络的沟通联络作用来实现，从而使全身各组织器官保持协调统一,共同完成人体的功能活动。

2. 运行气血,营养周身　气血是人体生命活动的基本物质,气血的运行以经络为通道,从而输布到全身各脏腑组织器官,使脏腑组织得到营养,维持正常的生理活动。

3. 抗御病邪,保卫机体　经络系统对于针刺等各种刺激,有感觉反应和传递通导的作用。当体表受到刺激时,感应可通过经络传至内脏;内脏的生理功能和病理变化,也可通过经络反映于体表。针刺中的"得气"现象,就是经络感应传导作用的体现。

4. 传导感应,调和阴阳　经络通过运行气血和感应传导作用,对各脏腑、形体、官窍的功能活动有良好的调节作用,使人体的生理功能保持相对平衡。

（五）经络学说的应用

1. 阐释病理变化　经络在生理上具有沟通联络、运行气血和感应传导的作用,在发生病变时,就成为传递病邪和反映病变的途径。外邪侵袭体表,可通过经络内传至脏腑;脏腑病变也可以通过经络形成相互传变,如心火循经下移小肠,致小肠实热;肝气郁结可见两胁、乳房、少腹胀痛等。

2. 指导疾病诊断　经络有一定的循行部位和脏腑络属,可根据疾病症状出现的部位,协助诊断病证所属的经络或脏腑。如头痛辨证,前额痛多与阳明经有关,两侧痛多与少阳经有关,后头部及项部痛多与太阳经有关,巅顶痛多与厥阴经有关。腧穴是经气聚集之所,脏腑病变时,可根据特定腧穴部位出现的反应,如压痛、结节状反应物等病理反应,判断病位进行诊断。

3. 指导疾病治疗与护理

（1）针灸和按摩疗法:针对某一经或某一脏腑的病变,根据经络的循行分布路线和联系范围,在其病变的邻近部位或经络循行的远隔部位上取穴,即"循经取穴",通过针灸或按摩调整经络气血的功能活动,从而达到治疗的目的。

（2）药物治疗:药物治疗是以经络为基础,根据某些药物对某一脏腑经络具有的特殊选择性作用,形成了"药物归经"理论,选用相应的药物作为引经药,通过经络的传导,可使药性直达病所,发挥其治疗作用。如治疗头痛,属阳明经用白芷,属少阳经用柴胡,属太阳经用羌活,属厥阴经用藁本等。

4. 指导养生保健　通过调整经络气血达到调理脏腑、防治疾病的目的,可刺激某些穴位进行养生保健,如常灸足三里穴可强壮身体,防治疾病等。

二、腧穴概述

腧,有转输、输注的含义;穴,即孔隙、孔穴的意思。腧穴是人体脏腑经络之气输注于体表的特殊部位,既是疾病的反应点,又是针灸和推拿的施术部位。

（一）腧穴的分类

1. 十四经穴　指有固定的位置和名称,分布在十二经脉和任、督二脉上的腧穴,简称

"经穴",是腧穴的主要部分。

2. 经外奇穴　指有一定的名称和明确的定位,不属于十四经脉系统却对某些病证有特异性治疗作用的腧穴,又称"奇穴""经外穴"。如太阳穴、四缝穴等。

3. 阿是穴　指无固定名称,亦无固定的位置,而是以压痛点或其他与病痛有关的反应点作为针灸施术部位的腧穴,又称"天应穴""压痛点"。

(二)腧穴的作用

腧穴作为脏腑经络气血转输出入的特殊部位,其作用与脏腑、经络有着密切关系,腧穴具有反映病证、协助诊断和治疗疾病的作用。同时腧穴输注气血向内传入的特性,也是腧穴治疗疾病的基础。腧穴的治疗作用具有以下三个特点:

1. 近治作用　指腧穴具有治疗其所在部位及邻近组织器官病证的作用。所有腧穴均具有此特点,即"腧穴所在,主治所在"。如眼区周围的睛明、攒竹、瞳子髎等穴均能治疗眼部病证。

2. 远治作用　指腧穴具有治疗其远端循行部位的脏腑、组织和器官病证的作用。此作用的依据是经络循行,即"经脉所过,主治所及"。在十四经穴中,尤其是位于肘膝关节以下的腧穴,远治作用尤为突出。如足三里穴,不仅能治疗下肢病证,还可以调整消化系统的功能。

3. 特殊作用　指某些腧穴具有双向的良性调节作用或特殊治疗作用。双向的良性调节作用如天枢穴既可治疗便秘,又可治疗泄泻;内关在心动过速时可减慢心率,在心动过缓时又可提高心率。特殊治疗作用如大椎穴退热,至阴穴矫正胎位等。

(三)腧穴的定位方法

1. 体表解剖标志定位法

(1)固定标志:不受活动影响的标志,如骨节、肌肉所形成的突起或凹陷及五官轮廓、发际、指(趾)甲、乳头、肚脐等。如以脐为标志,脐中即为神阙穴,其旁开2寸定天枢。

(2)活动标志:受活动影响的标志,主要是关节、肌肉、肌腱、皮肤随活动而出现的空隙、凹陷、皱纹、尖端等。如在耳屏与下颌关节之间,张口呈凹陷处取听宫。

2. 骨度折量定位法　骨度折量定位法是以体表骨节为主要标志折量全身各部的长度和宽度,定出分寸,用于腧穴定位的方法。不论男女、老少、高矮、胖瘦,均可按一定的骨度分寸在其自身测量。现代使用的骨度分寸是以《灵枢·骨度》所规定的人体各部的分寸为基础,结合历代医家创用的折量分寸而确定的。常用的骨度分寸见表6-1-2和图6-1-4。

表6-1-2　常用骨度分寸表

	起止点	折量寸	度量法	说明
头面部	前发际正中至后发际正中	12	直寸	用于确认头部经穴的纵向距离
	头面部前额两发角之间	9	横寸	用于确定头前部经穴的横向距离

	起止点	折量寸	度量法	说明
头面部	耳后两乳突之间	9	横寸	用于确定头后部经穴的横向距离
胸腹部	胸剑联合中点至脐中	8	直寸	用于确定上腹部经穴的纵向距离
	脐中至耻骨联合上缘	5	直寸	用于确定下腹部经穴的纵向距离
	两乳头之间	8	横寸	用于确定胸腹部经穴的横向距离
背腰部	第一胸椎至骶尾联合	21	直寸	用于确定背腰部经穴的纵向距离
	肩胛骨内缘至后正中线	3	横寸	用于确定背腰部经穴的横向距离
上肢部	腋前皱襞至肘横纹	9	直寸	用于确定上臂部经穴的纵向距离
	肘横纹至腕横纹	12	直寸	用于确定前臂部经穴的纵向距离
下肢部	耻骨联合上缘至股骨内上髁上缘	18	直寸	用于确定下肢内侧足三阴经穴的纵向距离
	腘横纹至外踝尖	16	直寸	用于下肢外后侧足三阳经腧穴的量取

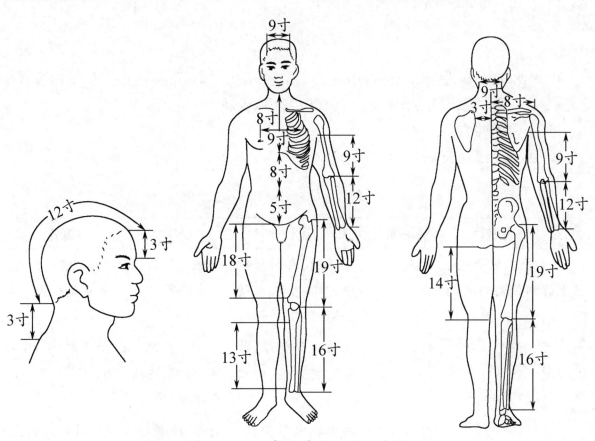

图 6-1-4　常用骨度分寸示意图

3. 手指同身寸定位法　手指同身寸定位法指依据患者本人手指为尺寸折量标准来量取腧穴的定位方法,也称"指寸法"。常用的手指同身寸有以下 3 种(图 6-1-5):

（1）中指同身寸：嘱患者拇指、中指屈曲成环形，以中指中节桡侧两端纹头间的距离为1寸。

（2）拇指同身寸：以患者拇指指间关节的宽度作为1寸。

（3）横指同身寸：又称"一夫法"，嘱患者食指、中指、环指、小指并拢，以中指中节横纹为准，其四指的宽度为3寸。

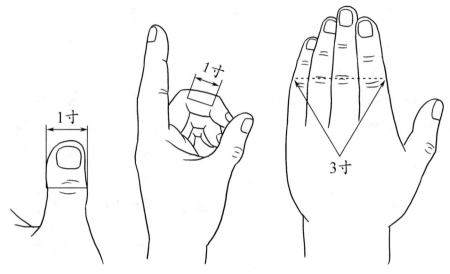

图6-1-5　手指同身寸示意图

4. 简便取穴法　临床上一种简便易行的取穴方法。如立正姿势垂手，中指指端所对之处取风市；两手虎口自然平直交叉，在食指尖下取列缺。

（四）常用腧穴

1. 手太阴肺经（表6-1-3）。

表6-1-3　手太阴肺经体表循行及常用腧穴

经脉体表循行	常用腧穴	定位	主治	操作
从胸部外上方开始，经上肢内侧面的桡侧缘下行，到达拇指桡侧末端。有一支脉，从列缺穴分出，经手腕桡侧到食指末端	尺泽	微屈肘，在肘横纹中，肱二头肌肌腱桡侧凹陷处	咳嗽、气喘、肘臂挛痛等	直刺0.5～1寸，或点刺出血
	列缺	在前臂桡侧缘，桡骨茎突上方，腕横纹上1.5寸	咳嗽、口眼㖞斜、颈项强痛、牙痛等	向上斜刺0.5～0.8寸
	少商	在拇指末节桡侧，距指甲角0.1寸	咽喉肿痛、咳嗽、鼻衄等	浅刺0.1寸或点刺出血

2. 手阳明大肠经(表6-1-4)。

表6-1-4 手阳明大肠经体表循行及常用腧穴

经脉体表循行	常用腧穴	定位	主治	操作
起于食指之尖端(桡侧),沿食指桡侧,经第1、第2掌骨之间及手腕的桡侧,沿上肢背侧面桡侧缘到达肩部,达大椎,至锁骨上窝上行,经过面颊,进入下齿,回绕至上唇,交叉于人中,左侧经脉向右,右侧经脉向左,分布在鼻孔的两侧	合谷	在手背,第1、第2掌骨之间,约第2掌骨桡侧的中点处	头痛、齿痛、口眼㖞斜、半身不遂、牙关紧闭等	直刺0.5~0.8寸,孕妇不宜针
	曲池	屈肘成90°,在肘横纹桡侧端凹陷处	发热、肩臂疼痛等	避开桡动脉,直刺0.3~0.5寸
	迎香	在鼻翼外侧中点处,鼻唇沟中	鼻塞、鼻衄、面瘫等	直刺0.1~0.2寸或斜刺0.3~0.5寸

3. 足阳明胃经(表6-1-5)。

表6-1-5 足阳明胃经体表循行及常用腧穴

经脉体表循行	常用腧穴	定位	主治	操作
起于鼻旁,上行至鼻根,向下沿鼻外侧进入上齿龈,环绕口唇,沿下颌角上行到前额。下行经脉从下颌部向下,经过胸腹,到达腹股沟部,再沿大腿前面、胫骨外侧到足背部,止于足第2趾外侧端。另一支脉,从膝下3寸处分出,止于足中趾外侧端	地仓	在面部,口角外侧,瞳孔直下	面瘫、面肌痉挛、流涎等	直刺0.3~0.5寸
	颊车	下颌角前上方约1横指,咀嚼时咬肌隆起处最高点	面瘫、牙痛、面肌痉挛等	直刺0.3~0.5寸或朝地仓穴斜刺0.7~1寸
	天枢	在脐中旁开2寸	腹痛腹胀、肠鸣泄泻、便秘等	直刺0.8~1.2寸
	足三里	小腿前外侧,犊鼻下3寸,距胫骨前缘1横指(中指)	胃痛、呕吐、腹胀、消化不良等,本穴有强壮作用,为保健要穴	直刺0.8~1寸

4. 足太阴脾经（表6-1-6）。

表6-1-6 足太阴脾经体表循行及常用腧穴

经脉体表循行	常用腧穴	定位	主治	操作
起于足大趾内侧端，沿足背内侧、内踝前面、胫骨内侧后方上行，在内踝上8寸处交叉到足厥阴肝经的前面，经大腿内侧前面，上行于腹，达胸	三阴交	当足内踝尖上3寸，胫骨内侧缘后方	肠鸣泄泻、腹胀、月经不调、崩漏等	直刺0.5~1寸，孕妇禁针
	阴陵泉	当胫骨内侧髁下方凹陷处	腹胀、水肿、小便不利或失禁等	直刺1~2寸
	血海	屈膝，髌骨底内侧端上2寸，股四头肌内侧头的隆起处	月经不调、瘾疹、皮肤瘙痒等	直刺0.8~1.2寸

5. 手少阴心经（表6-1-7）。

表6-1-7 手少阴心经体表循行及常用腧穴

经脉体表循行	常用腧穴	定位	主治	操作
从腋窝开始，沿着上肢掌侧面的尺侧缘下行，进入手掌中，经第4、第5掌骨之间到手小指桡侧端	少海	屈肘，在肘横纹内侧端与肱骨内上髁连线的中点处	心痛、臂麻酸痛、健忘等	直刺0.5~1寸
	神门	在腕部，腕掌侧横纹尺侧端，尺侧腕屈肌腱的桡侧凹陷处	心痛、心烦、健忘失眠等	直刺0.3~0.5寸

6. 手太阳小肠经（表6-1-8）。

表6-1-8 手太阳小肠经体表循行及常用腧穴

经脉体表循行	常用腧穴	定位	主治	操作
起于小指尺侧端，经手背直上，沿上肢背侧面的尺侧缘到达肩部，再从	后溪	在手尺侧，第5掌指关节尺侧近端赤白肉际凹陷中	面肌痉挛，头项强痛，咽喉肿痛等	直刺0.5~0.8寸

经脉体表循行	常用腧穴	定位	主治	操作
锁骨上窝上行循颈上颊,斜络于颧骨,止于耳前	天宗	在肩胛部,冈下窝中央凹陷处	肩胛疼痛,肘臂外后侧痛、气喘、乳痛等	直刺或斜刺 0.5~1 寸
	听宫	耳屏前,下颌角髁状突的后方,张口时呈凹陷	耳鸣、耳聋、牙痛等	直刺 0.5~1 寸

7. 足太阳膀胱经(表 6-1-9)。

表 6-1-9　足太阳膀胱经体表循行及常用腧穴

经脉体表循行	常用腧穴	定位	主治	操作
起于目内眦,向上直行沿着脊柱旁,经背、腰、骶、臀部达腘窝中央。另一条支脉从肩胛骨内缘下行,经臀部会合于腘窝。再下行,通过小腿后面,沿足背外侧到足小趾端	睛明	目内眦角稍上方凹陷处	目疾、口眼㖞斜等	针沿着眼眶边缘缓缓刺入 0.3~0.5 寸,不宜做大幅度的提插捻转
	肺俞	第 3 胸椎棘突下,旁开 1.5 寸	咳嗽、气喘等	斜刺或平刺 0.5~0.8 寸
	肾俞	第 2 腰椎棘突下,旁开 1.5 寸	遗精、早泄、不孕等	斜刺或平刺 0.5~0.8 寸
	委中	在腘横纹中点,股二头肌腱与半腱肌肌腱的中间	腰痛、下肢痿痹等	直刺 1~1.5 寸或点刺放血
	承山	腓肠肌两肌腹之间凹陷处	腰背痛、痔疮、便秘等	直刺 1~2 寸
	至阴	足小趾外侧趾甲角旁 0.1 寸	胎位不正、难产等	浅刺 0.1 寸,胎位不正用灸法

8. 足少阴肾经(表 6-1-10)。

表 6-1-10　足少阴肾经体表循行及常用腧穴

经脉体表循行	常用腧穴	定位	主治	操作
起于小趾下,斜向足心,沿舟骨粗隆下缘、	涌泉	在足底部,蜷足时足前部凹陷处	头痛、头晕、足心热等	直刺 0.5~0.8 寸

经脉体表循行	常用腧穴	定位	主治	操作
内踝后面、下肢内侧后缘,上行于腹,沿任脉旁,由腹达胸	太溪	内踝尖与跟腱之间的凹陷处	水肿、脚气、手足心热等	直刺0.5~0.8寸

9. 手厥阴心包经(表6-1-11)。

表6-1-11　手厥阴心包经体表循行及常用腧穴

经脉体表循行	常用腧穴	定位	主治	操作
起于胸中,沿手臂掌侧面正中,进入手掌中,止于中指尖端,其中一条支脉,从手掌中分出走向环指端	内关	前臂掌侧,腕横纹上2寸,掌长肌腱与桡侧腕屈肌腱之间	心痛、心悸、胸闷等	直刺0.5~1寸
	劳宫	在手掌心,第2、第3掌骨之间偏于第3掌骨,握拳屈指时中指尖处	心痛、口疮、口臭等	直刺0.3~0.5寸

10. 手少阳三焦经(表6-1-12)。

表6-1-12　手少阳三焦经体表循行及常用腧穴

经脉体表循行	常用腧穴	定位	主治	操作
起于环指端,经手背,沿桡、尺两骨之间,向上通过鹰嘴突,沿上臂外侧走向肩部,从锁骨上窝循颈部上行耳后,绕耳前,止于眉梢的外端	外关	在前臂背侧,腕背横纹上2寸,尺骨与桡骨之间	目赤肿痛、胁肋痛等	直刺0.5~1寸
	翳风	在耳垂后方,当乳突与下颌角之间的凹陷处	耳鸣、耳聋、口眼㖞斜等	直刺0.8~1.2寸

11. 足少阳胆经(表6-1-13)。

表6-1-13　足少阳胆经体表循行及常用腧穴

经脉体表循行	常用腧穴	定位	主治	操作
起于目外眦,上达颞部,下行耳后,再折上额角,向后沿颈到达	风池	与风府相平,胸锁乳突肌与斜方肌上端之间的凹陷处	头痛、颈项强痛、感冒等	向鼻尖方向斜刺0.5~0.8寸

经脉体表循行	常用腧穴	定位	主治	操作
肩部,交会于大椎,进入锁骨上窝。从锁骨上窝下行腋下,经胸胁部到达髋关节,再沿大腿外侧、腓骨前面、外踝前下方到足第4趾端。有一条支脉,从足背分出,到达足趾外侧	肩井	在肩上,大椎与肩峰连线的中点	头项强痛、肩背疼痛等	直刺0.5~0.8寸
	环跳	在股外侧部,侧卧屈股,当股骨大转子最凸点与骶管裂孔连线的外1/3与中1/3交点处	腰胯疼痛、半身不遂、下肢痿痹等	直刺2~3寸
	阳陵泉	在小腿外侧,腓骨头前下方凹陷处	胁痛、口苦、下肢痿痹等	直刺或斜向下刺1~1.5寸

12. 足厥阴肝经(表6-1-14)。

表6-1-14 足厥阴肝经体表循行及常用腧穴

经脉体表循行	常用腧穴	定位	主治	操作
起于足大趾,从足背经内踝前面,沿胫骨内侧面上行,到内踝上8寸处交叉到足太阴经的后面,再沿大腿内侧正中上行,环绕阴部,到达小腹部,斜向上行,分布于胁肋	太冲	在足背,当第1、第2跖骨结合部前的凹陷处	头痛、眩晕、月经不调等	直刺0.5~0.8寸

13. 督脉(表6-1-15)。

表6-1-15 督脉体表循行及常用腧穴

经脉体表循行	常用腧穴	定位	主治	操作
起于小腹内,下出于会阴部,沿躯体后正中线上行到头顶,再沿前额下行鼻柱至上唇系带处	命门	后正中线上,第2腰椎棘突下凹陷中	阳痿、遗精、月经不调、腰脊强痛等	直刺0.5~1寸
	大椎	在后正中线上,第7颈椎棘突下凹陷中	热病、咳嗽、气喘等	向上斜刺0.5~1寸
	百会	在头部,当前发际正中直上5寸,或两耳尖连线的中点处	头痛、眩晕、健忘、不寐等	平刺0.5~0.8寸,升阳举陷可用灸法

经脉体表循行	常用腧穴	定位	主治	操作
	水沟	在面部,当人中沟的上 1/3 与中 1/3 交点处	昏迷、晕厥、口角㖞斜等	向上斜刺 0.3~0.5 寸

14. 任脉(表 6-1-16)。

表 6-1-16　任脉体表循行及常用腧穴

经脉体表循行	常用腧穴	定位	主治	操作
从会阴部开始,沿腹部、胸部的正中线上行,经颈部到面部至下唇	关元	前正中线上,脐中下 3 寸	遗尿、小便频数、泄泻、腹痛、遗精、阳痿、疝气、月经不调、虚劳羸弱	直刺 1~1.5 寸,多用灸法,孕妇禁用
	气海	前正中线上,脐中下 1.5 寸	腹痛、泄泻、便秘、遗尿、疝气、遗精、阳痿、月经不调、形体羸瘦等	直刺 1~1.5 寸,多用灸法,孕妇禁用
	神阙	在腹中部,脐中央	腹痛、泄泻、脱肛、水肿、虚脱等	禁刺,宜灸
	中脘	在上腹部,前正中线上,当脐中上 4 寸	胃痛、呕吐、吞酸、呃逆、腹胀、泄泻、黄疸、癫狂等	直刺 1~1.5 寸
	膻中	在胸部,前正中线上,两乳头连线中点	咳嗽、气喘、胸痛、乳少等	平刺 0.3~0.5 寸

15. 常用经外奇穴(表 6-1-17)。

表 6-1-17　常用经外奇穴

奇穴名称	定位	主治	操作
四神聪	在头顶部,当百会前后左右各 1 寸,共 4 穴	头痛、眩晕、失眠、健忘等	平刺 0.3~0.8 寸
印堂	在额部,当两眉头中间	头痛、眩晕、鼻衄、鼻渊等	提捏局部皮肤,平刺 0.3~0.5 寸

奇穴名称	定位	主治	操作
太阳	在颞部,当眉梢与目外眦之间,向后约1横指的凹陷处	头痛,目疾等	斜刺0.3~0.5寸或点刺出血
定喘	在背部,当第7颈椎棘突下,旁开0.5寸	哮喘、咳嗽、肩背痛等	直刺0.5~0.8寸
十宣	在手十指尖端,距指甲游离缘0.1寸,左右共10穴	昏迷、癫痫、高热、咽喉肿痛等	直刺0.1~0.2寸或点刺出血

第二节 针刺法与护理

 工作情景与任务

导入情景:

患者,37岁,素体肥胖,3日前劳累后在窗台下休息、吹风,当晚出现口角麻木,未予重视,次日晨起口角歪向右侧,左侧眼睑不能闭合,喝水漏水,鼓腮漏气,左侧面部麻木,第3日口眼㖞斜加重,遂就诊。医生诊断为面瘫。

工作任务:

协助医生完成针法治疗,并指导患者针刺的注意事项。

一、毫针刺法及护理

毫针是临床应用最广泛的针刺工具,目前所用毫针多是不锈钢制成,针体挺直光滑,耐高热且不易锈蚀折针,适用于各种手法操作。

(一)毫针的基本知识

1. 毫针的结构 毫针分为针尖、针身、针根、针柄、针尾5个部分(图6-2-1)。

2. 毫针的规格 毫针主要以针身的长短和粗细加以区分,临床所用毫针以1~3寸(25~75mm)长和26~30号(0.30~0.40mm)粗细者为最常用。

3. 毫针的检查 针刺前应注意检查针具,针尖无毛刺、卷曲,针体挺直滑利,针根牢靠等。

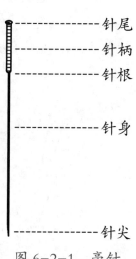

针尾
针柄
针根

针身

针尖

图6-2-1 毫针结构

（二）针刺前准备

1. 思想准备　医生应向患者进行适当的解释和说明，以舒缓患者情绪，获得患者的配合。对初次施针者，一般应尽量选择不易发生疼痛或针感较弱的穴位。

2. 选择针具　针刺前应根据患者的体质强弱、形体胖瘦、病情的虚实和所选腧穴部位的不同，选择长短、粗细适宜的针具。

3. 安排体位　体位指患者接受针刺治疗时身体的位置。为了便于正确取穴和顺利进行操作，应该尽量采用患者舒适、耐久和医者方便操作的体位。

4. 定穴　根据病情和医生的处方，确定针刺穴位的位置。

5. 消毒　目前临床多采用一次性针具，消毒主要是医生施术手的消毒和患者施针部位的消毒。常用75%酒精，或先用2%碘酊涂擦后再用75%酒精脱碘消毒。治疗室要定期用紫外线消毒。

（三）针刺操作

1. 进针　进针时常需左右两手配合操作，手法要灵活、轻巧、准确、迅速。一般用右手拇、食、中三指持针柄（称"刺手"），运用指力，快速穿破皮肤；同时左手辅助（称"押手"），以固定穴位处皮肤，扶托针身。根据针身的长短及腧穴处肌肉的厚薄、皮肤的松紧，应选择不同的进针法。常用的进针法有以下几种：

（1）单手进针法：以右手拇、食指夹持针柄，中指指端紧靠穴位。当拇、食指向下用力时，中指屈曲亦随之下压，将针刺入皮肤，常用于短针的进针（图6-2-2）。

（2）双手进针法：刺手与押手相互配合将针刺入穴位的方法。常用的双手进针法有以下4种：

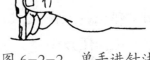

图6-2-2　单手进针法

1）指切进针法：又称爪切进针法，以押手拇指或食指的指端切按穴位皮肤，刺手持针，针尖紧靠押手指甲缘迅速刺入腧穴，此法适用于短针进针（图6-2-3）。

2）夹持进针法：以左手拇、食二指的指腹夹持用消毒棉球裹住的针身下段，露出针尖，将针尖固定于针刺穴位的皮肤表面，右手拇、食指扶持针柄，双手配合，迅速把针刺入皮肤。此法适用于长针和肌肉丰厚处进针（图6-2-4）。

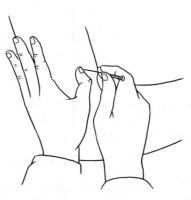

图6-2-3　指切进针法

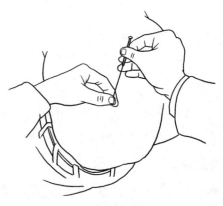

图6-2-4　夹持进针法

3）舒张进针法：以左手拇、食二指将穴位处的皮肤向两侧撑开，使之绷紧，右手用单手进针法快速将针刺入皮肤。此法适于皮肤松弛或有皱纹处，如腹部穴位的进针（图6-2-5）。

4）提捏进针法：以左手拇、食二指将穴位处皮肤捏起，右手持针从捏起部位的上端用单手进针法，将针迅速刺入皮肤。此法适于肌肉浅薄处，特别是面部腧穴的进针（图6-2-6）。

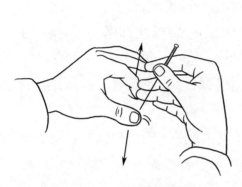 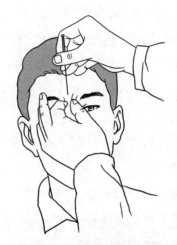

图6-2-5　舒张进针法　　　　　图6-2-6　提捏进针法

2. 针刺角度　指进针时针身与所刺部位皮肤表面所成的夹角，依据穴位所在处肌肉的厚薄和治疗的需要而定。分为以下3种（图6-2-7）：

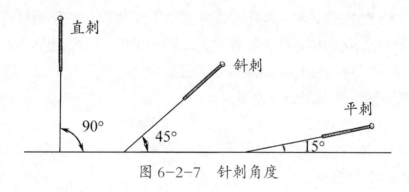

图6-2-7　针刺角度

（1）直刺：指针身与所刺部位皮肤表面成90°角垂直刺入。适用于多数腧穴，尤其是肌肉丰厚部位的穴位，如足三里等。

（2）斜刺：指针身与所刺部位皮肤表面成45°角刺入。常用于肌肉较浅薄、靠近重要脏器不宜深刺的腧穴，如肺俞穴等。

（3）平刺：又称沿皮刺，指针身与所刺部位皮肤表面成15°角刺入。常用于头皮、胸骨等肌肉浅薄处和某些透穴针刺，如百会穴等。

3. 针刺深度　指在针刺过程中，进针至得气时针身刺入人体皮内的长度。每个穴位的针刺深度，腧穴部分均有记载，但在应用时，必须结合患者实际情况，因人、因病、因穴、因时而定。一般以既有针感又不伤及重要脏器为原则。

4. 针刺方向　指在进针时和进针后针尖所朝的方向。针刺方向一般根据经脉循行方向、腧穴分布部位和治疗需要等情况确定。

5. 行针与得气　针刺入腧穴后,为使患者产生针刺感应而施行的各种针刺手法,称为行针。行针的手法包括提插法、捻转法、刮柄法、弹针法等。

(1)提插法:毫针刺入腧穴后,将针反复地上提下插,以产生刺激,提插幅度要相等,指力要均匀。分布在四肢的腧穴,适宜使用本法行针得气。

(2)捻转法:毫针刺入腧穴后,以针身为纵轴,将针反复来回旋转捻动,以产生刺激。分布在躯干靠近重要脏器处的腧穴,适宜使用本法行针得气。

(3)刮柄法:将针刺入一定深度后,用右手拇指轻轻抵住针尾,食指指甲由下而上反复轻刮针柄,以保持或加强针感。此法可激发经气,是一种催气、行气之法。

(4)弹针法:将针刺入一定深度后,用食指轻弹针尾,使针身微微振动。此法亦有激发经气的作用。

得气又称针刺感应(简称"针感"),是指针刺入腧穴一定深度后,患者感觉针刺部位酸、麻、胀、重感以及操作者针下的沉紧感。得气与否直接关系着针刺效果。

(四)留针与出针

1. 留针　指进针得气后,将针留置在腧穴内一定时间,以加强针感和维持针刺持续时间的一种方法。留针时患者不能移动体位,因此小儿及精神病患者不宜留针,邻近重要脏器的腧穴慎用留针。

2. 出针　出针时先用左手持消毒棉球按住针孔周围皮肤,右手持针边捻边提,待针缓慢提至皮下时退出,再以棉球按压针孔片刻,以防出血。当针退出后,要仔细查看针孔是否出血,检查核对针数有否遗漏,同时嘱患者注意保持针孔清洁,以防感染。

(五)针刺异常情况及处理

1. 晕针

(1)原因:患者体质虚弱、精神紧张或疲劳、饥饿、大汗、泻下过度、大出血之后,或体位不当,或针刺手法过重等。

(2)表现:轻者头晕目眩、面色苍白、心慌气短、恶心呕吐、多冷汗,重者神志昏迷、二便失禁、脉微沉细欲绝。

(3)处理:停止针刺;平卧保暖,饮温开水或糖水。重者刺水沟、合谷、内关,或灸关元、气海、足三里等穴,并依据生命体征的情况予以处理。

(4)预防:正确选取舒适持久的体位,尽量采用卧位。患者劳累、饥饿、大渴时,应嘱其休息,进食、饮水后再予针刺。针刺过程中,应随时注意观察患者的反应。

2. 滞针

(1)原因:因患者精神紧张,针刺入穴位后,局部肌肉强烈收缩;或行针手法不当,向单一方向捻针太过,均可发生滞针。

（2）表现：针在穴内捻转不动,提插、出针均感困难。

（3）处理：若因患者精神紧张所致局部肌肉痉挛,可稍延长留针时间,并在滞针周围按摩,或在附近再刺一针,以宣散气血、解除痉挛。若因单向捻针所致,必须向相反方向将针捻回,再徐徐退出。

（4）预防：对精神紧张及初诊者,应先做好解释,消除其顾虑,并注意行针手法,避免连续单向捻针。

3. 弯针

（1）原因：进针时用力过猛过速,以致针尖碰到骨骼、肌腱或收缩的肌肉;或患者在留针时变化体位,或留针时针柄受到某种外力压迫、撞击,均可发生弯针。

（2）表现：针柄改变了进针或刺入留针时的方向和角度,提插、捻转及出针均感困难且患者感觉疼痛。

（3）处理：出现弯针后,不得再行提插、捻转等手法。如毫针轻微弯曲,应慢慢起针。若弯曲角度过大,应顺弯曲方向起针。若由患者移动体位所致,应使其慢慢恢复原来体位,局部肌肉放松后,再缓缓起针。切忌强行拔针,以免将针折断在体内。

（4）预防：医者施术手法要熟练、轻巧。患者的体位要选择恰当,并嘱其不要变动。注意针刺部位和针柄不能受外力碰压。

4. 血肿

（1）原因：多由针尖刺伤血管所致。

（2）表现：针刺部位肿胀疼痛,继则皮肤出现青紫色。

（3）处理：有微量的皮下出血,出现局部小块青紫血肿者,一般不必处理,可自行消退。若肿痛较重,青紫面积较大,可 24 小时内应用冷敷,24 小时后热敷或按摩,以促使局部瘀血的吸收消散。

（4）预防：针刺时避开血管,针刺手法不宜过重。

二、耳针与护理

耳针是用针刺或其他方法刺激耳穴以防治疾病的一种方法。它具有治疗范围广、操作简便、起效迅速等特点。

（一）耳穴概述

耳穴的分布是有一定规律性的,耳郭似子宫内的一个倒置的胎儿,头朝下,臀朝上。一般来说,与头面部相应的穴位在耳垂,与上肢相应的穴位在耳舟,与躯干和下肢相应的穴位在耳轮和对耳轮上、下脚,与内脏相应的穴位多集中在耳甲艇和耳甲腔(图 6-2-8)。

（二）操作方法

1. 反应点探查　可用观察法及按压法,寻找丘疹、脱屑、结节、充血、凹陷、小水疱以及有压痛等阳性反应点;亦可采用电阻测定法,用耳穴探测仪测定耳部皮肤电阻,电阻下

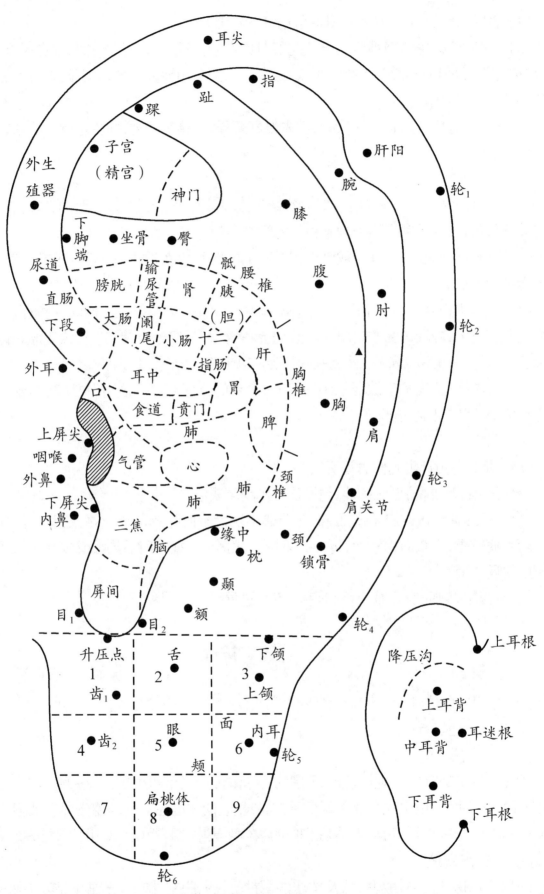

耳尖
指
趾
踝
肝阳
子宫
（精宫）
外生
殖器
神门
腕
轮₁
下脚
端
坐骨
臀
膝
腹
尿道
输
尿
管
膀胱
肾
骶
腰椎
胰
（胆）
肘
直肠
大肠
阑
尾
小肠
十
二
指
肠
肝
胸椎
轮₂
下段
外耳
耳中
口
胃
胸
食道
贲门
脾
▲
上屏尖
肺
胸
咽喉
气管
心
肩
外鼻
颈椎
下屏尖
内鼻
三焦
肺
颈
轮₃
缘中
脑
枕
肩关节
屏间
颞
锁骨
目₁
额
轮₄
目₂
降压沟
上耳根
升压点
舌
下颌
1
2
3
齿₁
上颌
上耳背
耳迷根
齿₂
眼
面
内耳
中耳背
4
5
6
轮₅
颊
下耳背
扁桃体
7
8
9
下耳根
轮₆

图 6-2-8 耳穴的分布

降的穴位处皮肤导电量增高即为反应点。这些反应点便可作为施治的耳穴。

2. 消毒　用75%酒精消毒。

3. 针刺或耳穴压豆　左手固定耳郭，右手持0.5寸短柄毫针刺入耳穴，深度以穿入软骨但不透过对侧皮肤并且针身能立住为度。留针10~30分钟，痛证可留1~2小时，留针期间可间歇捻针，使之产生热、胀、酸、麻或痛感。出针用消毒干棉球压按针孔，以防止出血。目前临床多采用耳穴压豆法，将磁石或硬粒（王不留行、绿豆等）压在所选耳穴上，再贴上胶布固定，嘱患者自己随时按压，以加强刺激。

4. 疗程　针刺一般每日或隔日1次，连续10次为1个疗程，休息2日，再进行下个疗程。耳穴压豆夏天1~2日需要更换，冬天3~5日为宜。

三、三棱针刺法与护理

三棱针古称"锋针"，是一种常用的放血工具，用来刺破人体的一定部位，放出少量血液，达到治疗疾病的目的。古人称之为"刺血络"或"刺络"，现代称为"放血疗法"。

（一）操作方法

三棱针的针刺方法一般分为点刺法（图6-2-9）、散刺法（图6-2-10）、刺络法（图6-2-11）、挑刺法四种。

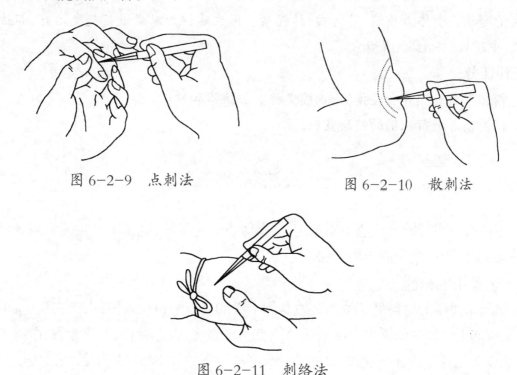

图6-2-9　点刺法　　　　　　图6-2-10　散刺法

图6-2-11　刺络法

（二）适用范围

三棱针刺法具有通经活络、开窍泻热、消肿止痛等作用。其适用范围较为广泛，凡各种实证、热证、瘀血、疼痛等均可应用，如昏厥、高热、中暑、中风闭证、咽喉肿痛、目赤肿痛、顽癣、疔痈初起、扭挫伤、痄证、痔疮、顽痹、头痛、丹毒等。

（三）护理及注意事项

1. 对患者要做必要的解释工作，以消除其思想顾虑。

2. 严格消毒，防止感染。

3. 点刺时手法宜轻、稳、准、快，不可用力过猛，防止刺入过深，创伤过大，损害其他组织。一般出血不宜过多，切勿伤及动脉。

4. 体质虚弱者、孕妇、产后及有出血倾向者，均不宜使用本法。

5. 每日或隔日治疗1次，1～3次为1个疗程，一般每次出血量以数滴或3～5ml为宜。

6. 注意患者体位要舒适，谨防晕针。

第三节　灸法与护理

 工作情景与任务

导入情景：

患者，男，27岁，腹部隐痛1日，伴恶心，腹泻，无呕吐。患者自诉近3日因天气炎热，进食大量冷饮。查体舌质淡，苔薄白，脉沉紧。医生建议为患者进行艾灸治疗，部位为足三里穴、中脘穴、关元穴、胃俞穴。

工作任务：

1. 请协助患者选择合适体位，正确实施灸法操作和护理。

2. 请对患者进行正确的健康宣教。

一、灸法基础知识

灸法是指使用艾绒或其他物质熏灼、温熨体表一定部位，利用所产生的温热刺激调整经络脏腑功能、防治疾病的一种方法。

（一）灸法的材料

灸法最常使用的材料是艾绒。艾绒是用干燥的艾叶经过反复捣碎，筛去灰尘、粗梗等杂物，做成的柔软如绒的纤维。由于艾叶具有容易燃烧、火力温和、气味芳香、取材容易等特点，且具有温通经脉、行气活血、祛湿散寒、消肿散瘀、回阳救逆的药效，所以灸法材料大多选用艾叶制成的艾绒。艾绒以陈久易燃者为佳。除艾绒外，灯心草、桑枝等也可用做灸法的材料。

（二）灸法的作用原理

灸法能对施术部位产生温热刺激，从而激发经气，温经通络，行气活血，祛寒除湿。艾叶本性纯阳,火亦属阳,两阳相助,能达到扶助阳气、举陷固脱的作用。灸法除有治病作用之外,还有预防保健的作用,其防病保健的作用也是通过对穴位的温热刺激,使经络、气血畅通,从而调节脏腑经络功能来实现的。

历史长廊

灸法的起源

人类掌握了火的使用之后,发现身体某些部位的病痛经火的烧灼、烘烤能够得以缓解或解除,继而学会用兽皮或树皮包裹烧热的石块、砂土进行局部热熨,逐步发展为点燃树枝或干草烘烤来治疗疾病。《说文解字》:"灸,灼也,从火音'久'。灸乃治病之法,以艾燃火,按而灼也。"《灵枢·官能》指出:"针所不为,灸之所宜。"灸法具有与药物和针刺不同的独特疗效,是中医学中重要的非药物疗法之一。

二、灸法的操作方法

(一)艾炷灸

将一小团艾绒放在平板上,用拇、食、中三指边捏边旋转,使艾绒捏紧成大小不同的圆锥形艾炷。其小者如麦粒、中等如黄豆、大者如蚕豆(图6-3-1)。每燃烧一个艾炷,称为一壮。艾炷灸可分为直接灸和间接灸。

1. 直接灸　又称着肤灸,是将艾炷直接放在皮肤上施灸的一种方法(图6-3-2)。根据灸后皮肤是否化脓结痂,又分为化脓灸和非化脓灸。

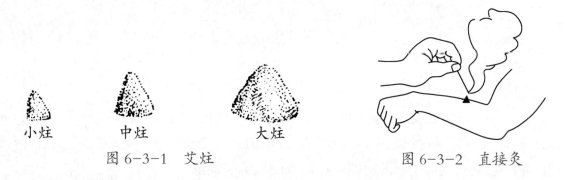

小炷　　　中炷　　　　大炷
图6-3-1　艾炷　　　　　　　　图6-3-2　直接灸

(1)化脓灸:因施灸后皮肤会留有瘢痕,又叫"瘢痕灸"。因会留有瘢痕,所以灸前必须征得患者同意。临床上多用中、小艾炷。为了增强刺激性和黏附性,先在施灸部位涂大蒜汁,然后放置艾炷点燃,待艾炷燃至接近皮肤时患者会有灼痛感,可用手在灸部周围轻轻拍打,以缓解灼痛,待艾炷燃尽,除去灰烬,复加艾炷再灸。一般灸7~9壮,灸后局部皮肤灼伤,起疱化脓。3~4周后灸疮自愈,留下瘢痕,此法多用于治疗急性或顽固性疾病。

(2)非化脓灸:因施灸后皮肤不化脓,不留瘢痕,又叫"无瘢痕灸"。先于施灸部位涂上少量凡士林增加艾炷的黏附性,上置大小适宜的艾炷,从上端点燃施灸,当艾炷燃剩 2/5 左右,患者感到微有灼痛时,用镊子将艾炷夹去,换炷再燃,以局部皮肤红润而不起疱为度。一般灸 3～7 壮。此法适用范围较广,多用于虚寒性病证。

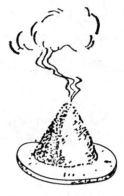

图 6-3-3　间接灸

2. 间接灸　又称"隔物灸",是指在艾炷与施灸穴位皮肤之间垫置某种药物而施灸的一种方法(图 6-3-3)。间接灸能发挥艾灸和药物的双重作用,而有特殊的效果。间接灸法的种类较多,各种间接灸的名称以相应的药物来命名,如隔以生姜者,称隔姜灸。

(二) 艾条灸

艾条是用桑皮纸卷裹艾绒制成的圆筒形的艾卷,也可在艾绒内加入其他具有温热散寒等功效的药物。艾条灸是指将艾条一端点燃,对准腧穴或患处施灸的一种灸法。

1. 温和灸　将艾条的一端点燃,对准施灸腧穴或患处,距皮肤 2～3cm,一般每穴灸 10～15 分钟,使患者局部有温热感而无灼痛感为宜,至皮肤红晕为度(图 6-3-4)。

2. 雀啄灸　将艾条的一端点燃,对准施灸腧穴或患处,将艾条一上一下慢慢移动施灸,如鸟雀啄食,从而给施灸部位一个变量的刺激(图 6-3-5)。

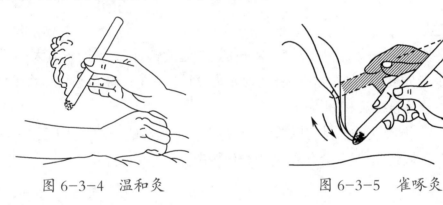

图 6-3-4　温和灸　　　　　　　　图 6-3-5　雀啄灸

3. 回旋灸　将艾条的一端点燃,对准施灸腧穴或患处,向左右方向移动或反复旋转施灸(图 6-3-6)。

(三) 温针灸

温针灸是针刺与艾灸结合应用的一种方法,即在针刺得气留针时,将大艾炷捏在针尾上,或把一小段艾条插在针柄上,点燃施灸,直至燃尽,可施灸 3～5 壮,使热力通过针身达于穴位(图 6-3-7)。适用于既需要留针又需要施灸的病证。

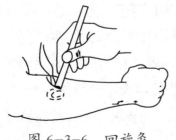
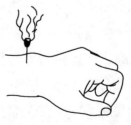

图 6-3-6　回旋灸　　　　　　　　图 6-3-7　温针灸

三、灸法的适应证、禁忌证和护理

（一）适应证

灸法主要适用于多种慢性病及阳气不足、寒湿凝滞的病证，如消化不良、泄泻、腹痛、遗尿、脱肛等。寒湿痹痛、水肿、寒哮、阳痿、遗尿、脱肛、胎位不正等，常用艾条灸，亦可用隔姜灸；隔蒜灸多用于结核病和未化脓的疖肿；治疗虚寒型吐泻、腹痛及回阳救逆还可用隔盐灸；隔附子饼灸多用于早泄、遗精和疮疡久溃不敛等病证。

（二）禁忌证

1. 邪热内炽、阴虚阳亢者。

2. 大饥、大饱、醉酒及大惊时。

3. 妇女妊娠期的腹部和腰骶部、有破溃或溃疡的局部皮肤。

4. 面部、乳头、阴部及重要脏器如心脏及大血管附近等处不宜用直接灸法；关节活动部位，身体过于虚弱或有糖尿病、皮肤病者不宜用化脓灸。

（三）护理

1. 进行灸法时，体位必须舒适自然而且能持久，施灸过程中勿随意变换体位，防止艾炷脱落。

2. 使用艾条灸或温针灸时，注意防止燃烧的艾绒或燃尽的热灰脱落烫伤患者皮肤，施灸完毕必须将艾火彻底熄灭。

3. 灸后局部皮肤出现微红灼热，属正常现象，无需处理。如因施灸过度局部出现小水疱时，不必挑破，可任其自然吸收。如果水疱较大，可用无菌针头刺基底部，放出液体，或用消毒注射器吸取水液，涂以甲紫，并用消毒纱布包敷。

4. 做好健康宣教。施灸结束后应嘱患者注意保暖，避免受风，半小时内勿洗浴。饮食宜清淡，保持心情愉悦，勿劳累。

第四节　拔罐法与护理

 工作情景与任务

导入情景：

患者，男，51 岁，腰痛半个多月，时轻时重，近两日由于劳累加重，感觉腰部冷痛伴有沉重感，自诉热敷后能稍微减轻。查体舌质淡，苔薄白，脉弦紧。医生建议进行拔罐治疗，选取部位为腰阳关穴、肾俞穴、委中穴。

工作任务:

1. 请协助患者选择合适体位后正确实施拔罐疗法。

2. 操作过程中密切观察拔罐处皮肤变化,并对患者进行正确的拔罐护理和健康宣教。

一、拔罐法基础知识

拔罐法古称"角法",也称"吸筒法",是以罐为工具,借助燃火、抽气等方法,排出罐内空气形成负压,使罐吸附于施术部位,通过温热和机械刺激作用,造成局部皮肤充血、瘀血,以达到调节脏腑、温通经络、防治疾病的一种治疗方法。

(一)罐具的种类

拔罐常用的罐具有玻璃罐、竹罐、陶罐等(图6-4-1),新型罐具有抽气罐和现代新型多功能罐等。不论何种材质,均要求罐口光滑平整、耐热,并能与所拔部位贴合。

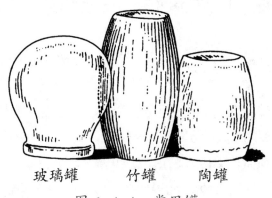

玻璃罐　　竹罐　　陶罐

图 6-4-1　常用罐

 知识拓展

多功能罐

多功能罐是指配有其他治疗作用的现代新型罐具。如在罐内架设艾灸,灸后排气拔罐的灸罐;罐内安装有电热元件的电热罐;可以放入药液或药末,施治时药物可敷布于治疗部位的药罐等。

(二)拔罐法的作用原理

拔罐法通过罐内负压,利用罐具吸拔病变部位或特定经络腧穴,乃至深层次组织器官内的风寒、瘀血、脓血、热毒等,使之排出体外,从而提高身体功能,起到温通经络、宣通气血、活血散瘀、除寒逐湿、协调脏腑、调节阴阳的作用。

拔罐法的起源

拔罐法古称"角法",早在原始社会时期,人们就利用牲畜的角(如牛角、羊角等)磨成有孔的筒状,刺激痛疽后,以角吸出脓血,这便是最早的拔罐疗法。晋代葛洪所著《肘后备急方》中,有用制成罐状的兽角拔脓血治疗疮疡的记载。唐代王焘在《外台秘要方》中进一步阐述了用竹罐水煮排气法拔罐治病的应用。至宋代,《苏沈良方》记载了用火筒法治疗久咳的方法,表明宋代拔罐法的适用范围已扩大到内科疾病。

二、拔罐法的操作方法

(一)吸罐的方法

1. 火罐法　是利用点火燃烧法排出罐内空气,形成负压,使罐具吸附于体表的方法。常用的有以下两种方法:

(1)闪火法:罐口朝下,用镊子或止血钳夹住95%酒精棉球点燃后,伸入罐内2/3处旋转1~2圈后,迅速退出,快速将罐扣在应拔的部位。此法比较安全,适用于各种体位,是常用的拔罐方法,须注意棉球不宜蘸取太多酒精,操作时不要烧到罐口,以免烫伤皮肤(图6-4-2)。

(2)投火法:将比火罐直径略长的纸卷成条形,或者用镊子夹住酒精棉球,点燃后投入罐内,不等纸卷或棉球燃完,将罐迅速扣在应拔部位。为防止烧伤皮肤,此法适用于侧位拔罐,罐具呈水平横拔。须注意将纸条投入罐内时,未燃烧的一端应向下(图6-4-3)。

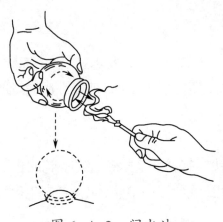

图6-4-2　闪火法

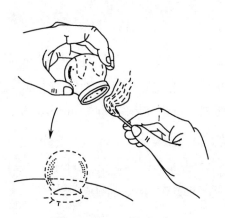

图6-4-3　投火法

2. 水罐法　是指通过蒸汽、水煮等方法加热罐内空气,利用罐内空气冷却时形成负压,使罐吸附于体表的方法。一般将竹罐倒置于锅内加水煮沸2~3分钟,使用时用镊子或卵圆钳倒夹竹罐底端,甩去罐内沸水,用湿毛巾紧扣罐口,吸出罐内水汽,趁热扣在施术部位。此法适用于任何适宜拔罐的部位,须注意其吸附力小,操作要迅速。

3. 抽气法　将抽气罐紧扣在施术部位上,用抽气筒将罐内空气抽出,使之产生所需负压即能吸住。此法适用于任何适宜拔罐的部位,操作方法简便,可以避免烫伤。

(二)拔罐法的应用

根据病变部位和病情需要,临床常用以下几种拔罐方法:

1. 留罐法　又称坐罐法,是拔罐法中最常用的一种方法。拔罐后一般将罐留置10~15分钟,留罐时间根据拔罐后皮肤情况、患者体质及吸附力大小而定,罐大、吸附力强的应减少留罐时间,皮肤薄弱处也应适当减少留罐时间,以免起疱损伤皮肤。本法适用于任何适宜留罐的部位,可根据病变范围分别采用单罐法或多罐法。

2. 闪罐法　用闪火法将罐拔上后立即取下,再迅速拔上,再取下,如此反复吸拔多次,直至皮肤潮红为度。此法适用于皮肤肌肉松弛不紧或留罐有困难的部位。闪罐法的兴奋作用比较明显,局部皮肤麻木或功能减退的虚证患者也适用于本法。

3. 走罐法　又称推罐法,选用口径较大,罐口平滑厚实的玻璃罐,先在罐口或皮肤上涂适量凡士林等润滑介质,将罐拔住后,用手握住罐底,稍倾斜,慢慢在皮肤表面水平推拉移动数次,以皮肤表面潮红为度。此法适用于面积较大、肌肉丰厚的部位,如腰背、大腿等部位(图6-4-4)。

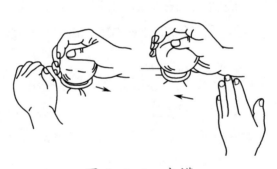

图6-4-4　走罐

4. 刺络拔罐法　先用三棱针或粗毫针、皮肤针等,按刺血法要求,刺破小血管,然后拔以火罐,可加强刺血法的疗效。此法多用于各种急慢性组织损伤、神经性皮炎、痤疮、皮肤瘙痒症、丹毒、哮喘、坐骨神经痛等。

(三)起罐法

用一手拿住火罐,另一手将火罐口边缘的皮肤轻轻按下,或将气罐特制的进气阀拉起,待空气缓缓进入罐内后,即可起罐。切不可硬拔,以免损伤皮肤,使患者产生疼痛。

三、拔罐法的适应证、禁忌证和护理

(一)适应证

拔罐法具有疏通经络、行气活血、消肿止痛、祛风散寒等作用,适用范围广泛,常用于各种急慢性疼痛,如风湿痹痛、肩背腰腿疼、头痛、胃脘痛、腹痛、痛经等;感冒、发烧、咳嗽、哮喘以及其他肺部疾患;各种神经麻痹如中风偏瘫、面瘫等;痤疮、荨麻疹、肥胖症等。

（二）禁忌证

1. 高热抽搐、痉挛发作或精神失常、烦躁不安等不能配合者。

2. 凝血机制障碍等有出血倾向者。

3. 慢性全身虚弱性疾病及接触性传染病患者。

4. 急性关节、韧带、肌腱严重损伤,骨折未愈合者。

5. 眼、耳、鼻、口腔等五官孔窍处,水肿处,皮肤破溃处,局部有原因不明的肿块处。

6. 婴幼儿和孕妇的腹部、腰骶部、前后阴、乳房处。

（三）护理

1. 拔罐时要为患者选取合理舒适的体位,选择肌肉比较丰厚、有弹性的部位拔罐,骨骼凹凸不平或毛发较多处不宜拔罐。操作时要根据施术部位大小选择大小适宜的罐具。

2. 拔火罐动作要稳、准、快,避免火烧伤皮肤,起罐时切勿强拉或扭转,避免损伤皮肤。拔罐过程中要严密观察患者全身情况和局部皮肤反应。若患者出现头晕、心慌、恶心、面色苍白、呼吸急促、四肢发冷等现象,属于晕罐,应立即起罐,取平卧或头低足高位,轻者适量饮水、休息后即可恢复,重者可点按人中、合谷等穴位,采用中西医结合方法急救处理。局部发热、发紧、疼痛等不适感明显时,应取下罐具重拔。如局部出现小水疱不必处理,可自行吸收。如出现较大水疱,可消毒局部皮肤后,用无菌注射器吸出液体,覆盖无菌敷料。

3. 做好健康宣教。若患者感觉拔罐部位有温热感、微痛等情况,罐内皮肤出现紫斑、瘀血或丹痧,应告知患者此为正常反应,避免患者精神紧张。拔罐结束后应嘱患者避风并稍作休息,可饮用少量温开水。

第五节　刮痧法与护理

 工作情景与任务

导入情景:

患者,女,50岁,入秋以来,左臂时常麻木,以左手食指、中指为主,舌淡红,苔薄白,脉弱。医生建议进行刮痧治疗,选取部位肩胛内缘、手少阴心经、手厥阴心包经、太冲穴、合谷穴、手三里穴、外关穴。

工作任务:

1. 请根据医嘱协助患者选择合适体位、正确实施刮痧疗法,完成治疗。

2. 操作过程中密切观察患者皮肤变化,并对患者进行正确的刮痧护理和健康指导。

一、刮痧法基础知识

刮痧法是以中医经络腧穴理论为指导,用边缘钝滑的器具,蘸取介质,在人体体表一定部位(经络、穴位、反应点等)进行刮拭,使局部出现痧斑,从而达到防治疾病的一种方法。

(一)刮痧用具

一般来说,凡边缘钝滑的器具均可做刮痧工具,如铜钱、硬币、瓷匙等。专业刮痧工具主要以水牛角、玉石等材质制成。

(二)刮痧介质

刮痧介质是指刮痧时涂抹在皮肤和刮痧工具之间的润滑剂,不仅可以保护皮肤,还可以增强疗效。常用的介质有刮痧油、刮痧乳、香油、茶油、橄榄油、温水等。

(三)刮痧的原则

刮痧顺序一般为头颈部—背腰部—胸腹部—四肢。总原则:按照自上向下,由内至外,先左后右的顺序进行刮拭,每个部位一般先刮阳经,再刮阴经,按顺序一个部位刮拭完毕后,再刮拭另一个部位。

二、刮痧法的操作方法

刮痧时,手握持刮痧板,将刮痧板的底端放置掌心,一侧由拇指固定,另一侧由食指和中指固定,也可由拇指以外的其余四指固定。根据病情和刮痧部位的不同,刮痧操作的力量大小、速度快慢、刮拭方向、刮痧板边角接触的部位以及刮痧配合手法应有所不同。刮痧手法分类如下:

(一)按力量大小分类

1. 轻刮法　刮痧时刮痧板与皮肤接触面积大、移动速度慢或下压刮拭的力量较小,一般患者无疼痛及其他不适感觉。

2. 重刮法　刮痧时刮痧板与皮肤接触面积小、移动速度快或下压刮拭的力量较大,以患者能承受为度。

(二)按移动速度分类

1. 快刮法　刮拭速度每分钟30次以上。力量重、速度快,多用于体质强壮的患者;力量轻、速度快,多用于体质虚弱的患者。

2. 慢刮法　刮拭速度每分钟30次以内。力量重、速度慢,多用于体质强壮的患者;力量小、速度慢,多用于体质虚弱的患者。

(三)按刮拭方向分类

1. 直线刮法　是利用刮痧板在人体体表进行直线刮拭。

2. 弧线刮法　是指刮拭方向呈弧线形,刮拭时多循肌肉走行或根据骨骼结构特点而定。

（四）按刮痧板接触体表部位分类

1. 摩擦法　将刮痧板的边、角或面与皮肤直接紧贴,或隔衣布进行有规律的旋转移动,或直线式往返移动,使皮肤产生热感。

2. 梳刮法　使用刮痧板或刮痧梳与头皮成 45°～90° 角,从前额发际处及双侧太阳穴处向后发际处做有规律的单方向刮拭,如梳头状。

3. 点压法　用刮痧板的边角垂直逐渐加力点压穴位,以患者能承受为度,保持数秒后快速抬起,重复操作 5～10 次。

4. 角刮法　使用角形刮痧板或用刮痧板的棱角接触皮肤,与体表成 45° 角,自上而下或由里向外刮拭。

 知识拓展

痧痕

痧痕是指刮痧后皮肤产生的各种反应,主要是颜色和形态的变化。常见的痧痕包括体表局部组织潮红、紫红或紫黑色痧斑,小点状紫红色疹子,并常伴有不同程度的热痛,一般可持续 1 日至数日。如果痧色鲜红,呈点状分布,多为表证,病程短,病情轻,预后好;痧色暗红,呈斑片状或痧块状分布,多为里证,病程长,病情重,预后差。一般情况下,无病者或保健刮痧者,多无明显痧痕。

三、刮痧法的适应证、禁忌证和护理

（一）适应证

刮痧法简便易行,在保健和临床治疗等方面应用较为广泛,常用于外感疾病中的中暑、感冒,以及晕厥、伤食、腹泻、腹痛、美容等。

（二）禁忌证

有出血倾向的疾病、急性传染病、骨折等疾病不宜刮痧,妇女妊娠期腹部和腰骶部、原因不明的肿块及恶性肿瘤部位等禁止刮痧。

（三）护理

1. 刮痧前应配合患者选取合适的体位和部位,检查刮痧工具,做好消毒的准备工作。

2. 刮痧时力度应适中,密切观察患者情况,如发现异常,应立即停止刮痧,报告医生配合处理。

3. 整个刮痧过程中应保持室内温湿度适宜,结束后做好健康宣教。应嘱咐患者避风,且稍作休息,可饮适量温开水,清淡饮食,尤其要注意在刮痧后3小时内不能洗澡,并告知患者痧痕消退后,方可再次刮痧,不宜过频。

第六节　推拿疗法与护理

导入情景:

患者,25岁,自述1日前起床后出现颈部疼痛伴活动受限,因疼痛夜不能寐。医生诊断该患者症状为落枕引起。医嘱:按揉颈项部肌肉,拿捏肩井穴;指按后溪穴、风池穴、手三里穴。

工作任务:

请根据医嘱协助患者选择合适体位、正确实施推拿疗法,完成治疗。

一、推拿疗法基础知识

推拿,古称"按摩""按跷"等,是在中医理论指导下以手法作用于人体体表的特定部位或穴位,通过调节机体自身的功能活动,达到治疗和保健效果的一种治疗方法。

推拿手法要持久、有力、均匀、柔和、深透。持久,是指手法能按要求持续一定的时间,以达到相应的疗效;有力,是指手法要有一定的力量,但应随患者体质、病证、部位等而异,原则是既有效又无不良反应;均匀,是指手法要有节奏,速度和力量保持相对一致,不要时快时慢、时轻时重;柔和,是指手法动作灵活,用力平稳,变换自然;深透,是指手法的功力要深达体内筋骨及脏腑。持久、有力是手法的基础,均匀、柔和是手法的关键,深透是手法总的要求。

二、推拿疗法的操作方法

按照常用手法的动作形态,将手法分为:一指禅推法、推法、拿法、按法、揉法、摩法、㨰法、捏法、抖法、摇法等。

(一)一指禅推法

1. 操作方法和要领　以拇指指端、螺纹面或桡侧偏峰着力,通过腕关节往返摆动使手法所产生的力通过拇指作用到施术部位上,称为一指禅推法(图6-6-1)。操作时,拇指自然伸直,余指的掌指关节和指间关节自然屈曲,以拇指指端或螺纹面着力于体表施术部位或穴位上,频率为每分钟120~160次。操作要点:①沉肩;②垂肘;③悬腕;④掌虚指实;

⑤紧推慢移。

2. 功效与应用　该手法具有疏通经络、调和营卫、行气活血等功效,多用于颜面部、颈项部及关节骨缝处,适用于治疗头痛、失眠、面瘫、近视、颈椎病等病证。

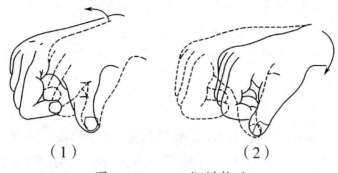

（1）　　　　　　　　　　（2）

图 6-6-1　一指禅推法

（二）推法

1. 操作方法和要领　以手指、掌或肘部着力于施术部位上,进行单方向的直线推动,称为推法(图 6-6-2)。推法分为拇指平推法、掌推法、肘推法等。操作时指、掌、肘要紧贴体表,用力要稳,速度要缓慢均匀。

2. 功效与应用　该手法具有温经活络、消瘀散结、调和气血等功效,可在人体各部位使用。拇指平推法多用于颈项部、胸腹部和四肢;掌推法多用于胸腹部、背腰部和四肢部;肘推法多用于背腰部脊柱两侧、大腿后侧。

（三）拿法

1. 操作方法和要领　以拇指和其余手指相对用力,提捏或揉捏施术部位,称为拿法(图 6-6-3)。根据治疗部位不同,拿法可分为三指拿法、五指拿法等。操作时,用拇指和其余手指的指面着力,腕部要放松,力度需由轻渐重再由重渐轻,拿捏时间宜短,次数不宜超过 10 次。

2. 功效与应用　该手法具有疏通经络、解表发汗、提神开窍等功效,常用于颈项部、肩部、四肢部和头部等。如拿风池可治疗头痛、感冒、项强等。

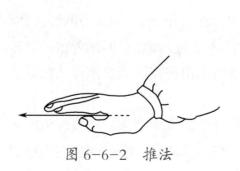

图 6-6-2　推法

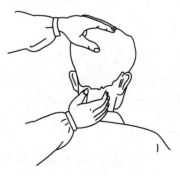

图 6-6-3　拿法

（四）按法

1. 操作方法和要领　以指、掌着力,有节律地向下按压施术部位,称为按法(图6-6-4)。按法分为指按法和掌按法两种。操作时,着力部位要紧贴体表,方向要垂直向下,用力要稳,由轻到重,使刺激充分透达组织深部,操作结束时则由重而轻,具有缓慢的节奏性,切忌暴力,指按法刺激较强,常在按后施以揉法。

2. 功效与应用　该手法具有疏通经络、散寒止痛等功效,适用于全身各部的经络和穴位,如胃脘痛可指按中脘穴等。

（五）揉法

1. 操作方法和要领　以手掌的大鱼际、掌根部或手指螺纹面吸定施术部位,做轻柔缓和的回旋揉动,称揉法(图6-6-5)。揉法可分为大鱼际揉法、掌根揉法和指揉法。

2. 功效与应用　该手法具有宽胸理气、消积导滞、活血祛瘀、消肿止痛等功效,可用于全身各部。适用于脘腹痛、胸闷胁痛、食积、便秘及软组织损伤所致的肿痛或风寒痹痛等病证。

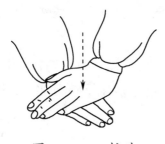

图 6-6-4　按法

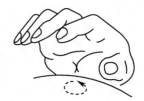

图 6-6-5　揉法

（六）摩法

1. 操作方法和要领　用拇指指面或手掌掌面在施术部位,以腕部连同前臂,做有规律的环形或直线往返摩动,称摩法(图6-6-6)。摩法可分为指摩法和掌摩法。操作时,肘关节微曲,腕关节放松,用力部位紧贴体表,频率约为每分钟120次。

2. 功效与应用　该手法具有疏通气机、消肿止痛、消食导滞等功效,可用于全身各部。适用于腹胀、食积、便秘、久泻、咳喘等病证。

（七）㨰法

1. 操作方法和要领　以小鱼际及手背尺侧为着力面,通过腕关节的屈伸运动和前臂的旋转运动,使小鱼际与手背在施术部位上持续不断地往返滚动,称为㨰法(图6-6-7)。操作时,术者着力部位要始终“吸定”于施术部位,不得在皮肤表面拖擦或跳动;频率为每分钟120～160次。

2. 功效与应用　该手法具有行气活血、滑利关节、解痉止痛等功效,可用于颈项、肩背、腰臀、四肢等肌肉丰厚处。适用于颈椎病、肩关节周围炎、腰椎间盘突出症、各种运动损伤等病证。

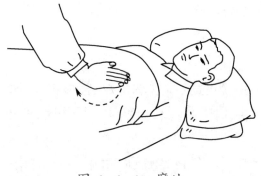

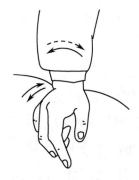

图 6-6-6　摩法　　　　　　　　　　　　图 6-6-7　滚法

（八）捏法

1. 操作方法和要领　　用拇指和其他手指在施术部位做对称性的挤压,指腹相对用力,称为捏法(图 6-6-8)。捏法可分为三指捏法、五指捏法等。操作时,指面着力,忌用指端着力,用力要均匀、有节奏。

2. 功效与应用　　该手法具有行气活血、疏通经络等功效,可用于四肢部、颈项部、头部及脊背部。适用于疲劳性四肢酸痛、颈椎病等病证。

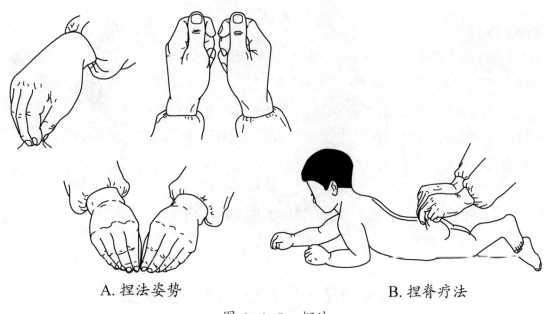

A.捏法姿势　　　　　　　　　　　B.捏脊疗法

图 6-6-8　捏法

 知识拓展

捏脊法

捏脊法是小儿推拿常用手法,尤长于治疗疳积,临床又称为"捏积"。操作时,以两手拇指置于脊柱两侧,从下向上推进;边推边以拇指与食、中二指捏拿起脊旁皮肤,双手交替向上推进,从长强穴捏至大椎穴。捏脊法具有调理五脏、健脾胃等功效,能明显增强小儿体质,临床上用于小儿食欲缺乏、消化不良等的治疗。

（九）抖法

1. 操作方法和要领　用双手或单手握住患者肢体远端,做小幅度的上下连续抖动,称为抖法(图6-6-9)。抖法可分为抖上肢法、抖下肢法和抖腕法。操作时,抖动幅度不宜太大,抖动要有节奏、连续。

2. 功效与应用　该手法具有滑利关节、活血止痛等功效,可用于四肢部。适用于腰腿疼痛等病证。

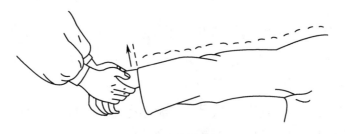

图 6-6-9　抖法

（十）摇法

1. 操作方法和要领　用一手附于肢体关节近端,另一手握住肢体关节远端,使关节做被动、和缓环转活动,称为摇法(图6-6-10)。按照关节位置的不同,摇法可分为摇颈法、摇肩法、摇肘法、摇腕法、摇腰法、摇髋法、摇踝法等。操作时,用力要平稳,摇动幅度要由小渐大,动作需缓和。

2. 功效与应用　该手法具有舒筋活血、滑利关节等功效,适用于颈、肩、髋、踝等关节,适用于颈项部、腰部、四肢关节等部位的酸痛、屈伸不利等病证。

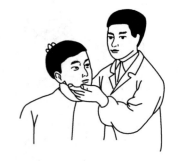

图 6-6-10　颈项部摇法

三、推拿疗法的适应证、禁忌证和护理

（一）适应证

推拿疗法适用范围相当广泛,可用于临床各科疾病的治疗和护理,如骨伤科的腰椎间盘突出症、颈椎病、软组织急性扭挫伤、慢性劳损、骨质增生、骨折及关节脱位等疾病的恢复期等;内科的感冒、哮喘、胃痛、泄泻、便秘、失眠、瘫痪等;外科的手术后粘连;妇科的痛经等;儿科的消化不良、泄泻、遗尿、小儿麻痹后遗症等;五官科的近视、麻痹性斜视等;亦可用于保健和美容等方面。

（二）禁忌证

1. 各种急性传染病患者,如结核病、肝炎等患者。

2. 感染性疾病患者,如丹毒、脓肿、骨髓炎、化脓性关节炎、脓毒血症等患者。

3. 皮肤破损、烧伤、烫伤、溃疡性皮炎、湿疹等患者的病损部位。

4. 各种血证、血液病或有出血倾向者,如便血、尿血、外伤出血、软组织损伤早期瘀血肿胀及较重要部位骨折早期、截瘫初期、急性胃十二指肠穿孔等患者。

5. 严重心、脑、肺、肾等器质性疾病患者。

6. 妇女月经期或妊娠期,推拿时应避开腹部和腰骶部。

7. 年老体衰、久病体虚、剧烈运动后,过饱、过饥、极度疲劳、醉酒等状态。

（三）护理

1. 操作时保持室内温湿度适宜,注意保暖,避免患者受凉。

2. 保持按摩床和治疗巾柔软、干净、卫生。

3. 操作前,治疗者应修剪指甲,以防损伤患者皮肤。

4. 操作手法宜柔和、均匀、有力、持久,运力能达到组织深部;禁用暴力、相反力,以防组织受损。

5. 操作顺序一般为自上而下、从前到后、由浅入深、循序渐进,并可依据病情适当调整。手法强度应遵循先轻后重、由重转轻进而结束的原则。局部治疗,按手法的主次进行。

6. 除少数直接接触皮肤的手法(如推法)外,操作其他手法时应将治疗巾覆盖于施术部位。若天气炎热,可在施术部位涂适量滑石粉,以免推拿时损伤皮肤。小儿推拿一般要使用按摩乳等推拿介质。

7. 操作过程中应随时观察患者的反应,若有不适,应及时调整手法和刺激强度。如出现头昏目眩、恶心、自汗等反应,应立即停止推拿,并做好相应的处理。

8. 推拿治疗一般10次为1个疗程,疗程间可休息1~2日。

章末小结　　　本章的学习重点是十二经脉的走向和循行交接规律,腧穴的分类、作用和定位方法,常用腧穴的定位和主治;毫针刺法的操作方法、针刺异常情况及处理,耳穴及三棱针的操作方法;艾灸、拔罐、刮痧、推拿疗法的操作方法、适应证及护理。本章的学习难点为十二经脉以及常用腧穴的定位和主治;毫针刺法的操作方法;艾灸、拔罐、刮痧、推拿疗法的操作方法。在学习过程中注意经络和脏腑之间的关系,思辨不同护理技术的要领差异和注意事项,以及不同人群、不同部位护理技术的选择。

（王　蓉　戴婷婷　孙晓虹　李丽华）

思考题

1. 十二经脉的走向和交接规律是什么?

2. 针刺过程可能出现的异常情况有哪些？如何处理及预防？

3. 如果施灸后皮肤出现水疱应如何处理？

4. 不同的拔罐法在实际操作中应如何选择？

5. 融合刮痧疗法与人文关怀,刮痧过程中应如何与患者进行有效的沟通？

6. 常用的推拿手法有哪些？

附 录

实 训 指 导

实 训 1 病 案 讨 论

【实训目的】

1. 掌握六淫、疫疠、七情、饮食劳逸、痰饮和瘀血等病因的致病特点。

2. 能熟练运用中医病因病机理论分析临床案例,找出相关的致病因素。

3. 具有认真严谨的工作态度、良好的人文关怀意识和护患沟通能力。

【实训准备】

1. 物品 病案夹、评价表。

2. 环境 诊室内温湿度适宜,保持通风换气。

【实训学时】

1 学时。

【实训方法】

1. 各实验小组的学生,分组讨论教师提供的病案。

2. 指导老师巡视、指导,必要时可参与讨论。

3. 小组讨论结束,每组 1 名同学主发言分析病案,组内其他同学补充意见。

4. 指导老师根据各小组的具体表现和病案讨论结果给出总结和评价。

5. 整理用物。

【实训评价】

班级: 姓名: 座号: 考核日期: 年 月 日

项目	操作步骤	要点	标准分	得分
准备	用物准备	病案夹、评价表	2	
	环境准备	安静、整洁、通风、温暖	2	
过程	知识目标	能够熟练掌握中医常见致病因素的致病特点	30	
	技能目标	学会运用中医病因病机理论分析临床案例	30	
	情感目标	良好的护患沟通能力和团队合作精神	30	
整理	整理归位	物品归位,记录	1	
理论提问		回答全面、正确	5	
合计				

病例 1 李某,男,30 岁。最近工作繁忙,频繁加班,近日口舌生疮,疮面颜色鲜红,未溃疡者内有脓液,周围红晕,自服桑菊饮无缓解,此起彼伏,逐渐加重,舌红,苔黄,脉数。

问题:分析病例,找出致病因素,并说出依据。

病例 2 黄某,20 岁,平日喜食辛辣食物,某晚参加同学聚会,又过食辛辣之品,次日牙龈肿痛难耐,进食更甚,胃部灼热,大便量少难解,肛门灼热疼痛,舌红,苔黄,脉滑数。

问题:分析病例,找出致病因素,并说出依据。

(何小帆)

实训 2　舌诊技能操作

【实训目的】

1. 掌握正常舌象、异常舌象的表现及临床意义。

2. 能熟练进行舌诊操作。

3. 培养学生换位思考和理解关心患者的职业观。

【实训准备】

1. 物品　治疗卡,治疗盘,弯盘,压舌板,纱布。

2. 环境　诊室内温湿度适宜,保持通风换气。

【实训学时】

1 学时。

【实训方法】

1. 实验小组的学生轮流分饰操作者和患者进行练习。

2. 操作者穿戴整齐,洗手,戴口罩,备齐用物。核对患者信息,说明操作目的与要求。

3. 嘱患者采用坐位,面向自然光线,头略扬起,自然地将舌伸出口外,舌体放松,舌面平展,舌尖略向下,尽量张口使舌体充分暴露。

4. 先看舌质,后看舌苔,依次按舌尖、舌中、舌边、舌根的顺序进行观察。

5. 观察舌质的顺序依次为舌色、舌形、舌态。

6. 观察舌苔的顺序依次为苔色、苔质、舌苔分布。若舌苔过厚或苔色异常时,可结合揩舌或刮舌方法。

7. 整理用物。洗手、记录、签名。

【注意事项】

望舌时,不可伸舌过久及过度用力。若一次望舌判断不准,可让患者休息片刻后,再重新伸舌。

【实训评价】

班级:　　　　　姓名:　　　　　座号:　　　　　考核日期:　　年　　月　　日

项目	操作步骤	要点	标准分	得分
评估	评估患者	患者的心理状态,合作程度等	4	
准备	用物准备	治疗卡,治疗盘,弯盘,压舌板,纱布	4	

项目	操作步骤	要点	标准分	得分
准备	操作者准备	穿戴整齐、洗手、戴口罩	4	
	环境准备	安静、整洁、通风	4	
操作	核对解释	备齐用物携至患者床旁,核对床号、姓名、治疗卡,向患者解释舌诊过程,并告知需要配合的事项	8	
	选取体位	嘱患者坐位,面向自然光线	8	
	正确伸舌	头略扬起,自然地将舌伸出口外,舌体放松,舌面平展,舌尖略向下,尽量张口使舌体充分暴露	10	
	望舌顺序	先看舌质,后看舌苔,按舌尖、舌中、舌边、舌根的顺序进行观察	8	
	望舌质	依次观察舌色、舌形、舌态	10	
	望舌苔	依次观察苔色、苔质、舌苔分布	10	
	注意事项	不可伸舌过久及过度用力。若一次望舌判断不准,可让患者休息片刻后,再重新伸舌	10	
观察	观察反应	操作结束,询问患者有无不适感觉	3	
整理	整理归位	整理用物,归置原位	3	
记录	记录、签名	洗手,记录(患者舌象情况)	4	
理论提问		回答全面、正确	10	
合计				

（刘鹏妹）

实训 3　中药汤剂煎煮法与护理

【实训目的】

1. 掌握中药汤剂的正确煎煮方法。

2. 能熟练进行中药汤剂的煎煮操作。

3. 培养认真严谨的工作态度。

【实训准备】

1. 物品　治疗卡,砂锅,中药饮片,饮用水,计时器,过滤器,玻璃棒,药杯,电炉。

2. 环境　通风及消防安全设施良好的实训室。

【实训学时】

1学时。

【实训方法】

1. 护士常规准备,核对医嘱。

2. 准备并清洗用具,选择药物并依据《中华人民共和国药典》确定正确的煎煮方法(先煎、后下、包煎等)。

3. 砂锅中加冷水,超过药面 3～5cm,浸泡半小时左右。

4. 接通电源,先武火、后文火煎煮药物,根据药物功效确定煎煮时间并计时。

5. 煎煮完成,滤出药液 200ml 左右。

6. 砂锅中再次加水,超过药面 2～3cm。

7. 重复步骤 4,滤出药液,与第一次药液混合装入容器中。

8. 关闭电源,清洗用具,放归原处。洗手、记录、签名。

【注意事项】

1. 注意用电安全。

2. 防止烧伤、烫伤。

【实训评价】

班级: 姓名: 座号: 考核日期: 年 月 日

项目	操作步骤	要点	标准分	得分
准备	用物准备	治疗卡、砂锅、中药饮片、饮用水、计时器、过滤器、玻璃棒、药杯	5	
	设备准备	电炉	5	
	环境准备	通风及消防安全设施良好的实训室	5	
	护士准备	洗手、戴口罩、核对医嘱	5	
操作	具体操作	1. 准备并清洗用具,选择药物并依据《中华人民共和国药典》确定正确的煎煮方法(先煎、后下、包煎等)	5	
		2. 砂锅中加冷水,超过药面 3～5cm,浸泡半小时左右	10	
		3. 接通电源,先武火、后文火,确定煎煮时间并计时	10	
		4. 煎煮完成,滤出药液 200ml 左右	5	
		5. 砂锅中再次加水,超过药面 2～3cm,接通电源	5	
		6. 重复步骤 3	5	
		7. 滤出药液,与第一次药液混合装入容器中	5	
		8. 关闭电源	5	
整理	整理归位	处理药渣,清洗并整理用物,归置原处	5	
记录	记录、签名	洗手,记录	5	
理论提问		回答全面、正确	20	
合计				

(都 郁)

136

实训 4　中药贴敷法操作护理

【实训目的】

1. 掌握中药贴敷(三伏贴)的常用穴位和操作流程。

2. 具有认真严谨的工作态度,良好的人文关怀意识和护患沟通能力。

【实训准备】

1. 物品　治疗卡,治疗盘,弯盘,三伏贴或贴敷用药,胶布。

2. 环境　诊室内温湿度适宜,保持通风换气。

【实训学时】

1 学时。

【实训方法】

1. 按照实验小组,学生每 2 人一组,轮流分饰操作者和患者进行练习。

2. 操作者衣帽整齐,洗手,戴口罩,备齐用物携至床边。核对患者信息,评估患者情况,说明操作目的与要求。

3. 根据所选穴位,协助患者选取合适体位,清洁贴敷部位,将中药贴压于穴位,用胶布固定。

4. 贴敷 10～20 分钟,随时询问患者有无不适。

5. 协助患者取下药贴,清洁并擦干皮肤。

6. 进行贴敷后的健康指导。

7. 整理用物。洗手、记录、签名。

【注意事项】

1. 对胶布过敏者,可改用其他方法固定贴敷药物。

2. 刺激性强的药物,贴附穴位不宜过多。

【实训评价】

班级:　　　　姓名:　　　　座号:　　　　考核日期:　　　年　　月　　日

项目	操作步骤	要点	标准分	得分
评估	评估患者	1. 患者身体情况,目前主要症状 2. 患者中药贴敷部位皮肤情况 3. 患者的心理状态,合作程序等	5	
准备	用物准备	治疗卡,治疗盘,弯盘,胶布,三伏贴或贴敷用药	5	
	护士准备	洗手、戴口罩、保持手部温度适宜	5	
	环境准备	安静、整洁、通风、注意保暖	5	
操作	核对解释	备齐用物携至患者床旁,核对床号、姓名、治疗卡,告知患者中药贴敷的目的、贴敷过程中有可能产生的情况和需要配合的事项	5	
	选取体位	协助患者取合理体位,暴露中药贴敷部位,并注意保暖,必要时遮挡	5	

项目	操作步骤	要点	标准分	得分
操作	确定部位	确定中药贴敷的穴位,清洁皮肤	5	
	具体操作	1. 将中药贴压于穴位,并固定	10	
		2. 贴敷 10~20 分钟	10	
		3. 协助患者取下胶布或药贴,清洁并擦干皮肤	10	
		4. 对患者进行贴敷后的健康指导	10	
观察	观察中药贴敷反应	在中药贴敷过程中,密切观察患者反应,并询问患者感觉,出现异常情况应紧急处理	5	
整理	整理归位	操作完毕,协助穿衣,整理用物	5	
记录	记录、签名	洗手,记录(中药贴敷穴位、时间)	5	
理论提问		回答全面、正确	10	
合计				

（都　郁）

实训 5　耳穴压豆操作与护理

【实训目的】

1. 掌握耳穴压豆的操作程序。

2. 能熟练进行耳穴压豆的操作与护理。

3. 具有认真严谨的工作态度、良好的人文关怀意识和护患沟通能力。

【实训准备】

1. 物品　治疗卡,治疗盘,弯盘,探针,棉签,75% 酒精,镊子,耳穴贴,剪刀等。

2. 环境　诊室内温湿度适宜,保持通风换气。

【实训学时】

1 学时。

【实训方法】

1. 按照实验小组,学生每 2 人一组,轮流分饰操作者和患者进行练习。

2. 操作者穿戴整齐,洗手,戴口罩,备齐用物携至床边。核对患者信息,评估患者情况,说明操作目的与要求。

3. 患者取坐位。

4. 操作者一手持耳轮后上方,观察有无阳性反应点,另一手持探针自上而下寻找敏感点。

5. 常规消毒,将耳穴贴贴于所选穴位上,并予适当按压。嘱患者自行按压每穴每次 1~2 分钟,两耳交替或同时使用。

6. 按压时,询问患者有无痛感、发热感,密切观察有无不适。

7. 操作完毕,整理床单位,安置舒适体位。

8. 对患者进行健康指导。

9. 整理用物。洗手、记录、签名。

【实训评价】

班级： 　　　 姓名： 　　　 座号： 　　　 考核日期： 　 年 　 月 　 日

项目	操作步骤	要点	标准分	得分
评估	评估患者	1. 患者身体情况,目前主要症状 2. 患者耳郭皮肤情况 3. 患者的心理状态,合作程度等	6	
准备	用物准备	治疗卡、治疗盘、弯盘、探针、棉签、75% 酒精、镊子、耳穴贴、剪刀	6	
	护士准备	洗手、戴口罩	6	
	环境准备	安静、整洁、通风、明亮	6	
操作	核对解释	备齐用物携至患者床旁,核对床号、姓名、治疗卡,告知患者耳穴压豆的目的和需要配合的注意事项	6	
	选取体位	协助患者取舒适体位	6	
	确定部位	遵照医嘱核准穴位,操作者一手持耳轮后上方,观察有无阳性反应点,另一手持探针自上而下在选区内找敏感点	15	
	检查消毒	用 75% 酒精消毒耳郭相应部位	5	
	埋籽	将耳穴贴贴于所选穴位上,并予适当按压。嘱患者自行按压每穴每次 1~2 分钟,两耳交替或同时使用	15	
观察	观察反应	在操作过程中密切观察患者反应,询问患者感觉。出现异常情况应立即停止操作,并紧急处理	6	
整理	整理归位	操作完毕,告知患者治疗后的注意事项,消毒用具,归置原处	6	
记录	记录、签名	洗手,记录(耳穴压豆部位、时间及患者的反应等)	7	
理论提问		回答全面、正确	10	
合计				

(戴婷婷)

实训 6　艾灸法操作与护理

【实训目的】

1. 掌握艾条灸、艾炷灸、温针灸的操作程序。

2. 能熟练进行艾条灸、艾炷灸、温针灸的操作与护理。

3. 具有认真严谨的工作态度、良好的人文关怀意识和护患沟通能力。

【实训准备】

1. 物品 治疗卡,治疗盘,弯盘,艾条,艾炷,毫针,灭菌棉签,打火机,凡士林,镊子,姜片,小口瓶,必要时备浴巾、屏风等。

2. 环境 诊室内温湿度适宜,保持通风换气。

【实训学时】

1学时。

【实训方法】

1. 按照实验小组,学生每2人一组,轮流分饰操作者和患者进行练习。

2. 操作者穿戴整齐,洗手,戴口罩,备齐用物携至床边。核对患者信息,评估患者情况,说明操作目的与要求。

3. 根据艾灸部位,协助患者选取舒适体位,暴露施灸部位,天冷时注意保暖。

4. 分别实施下列3种艾灸法:

(1)艾条灸:手持艾条,将一端点燃,距皮肤2～3cm处,进行熏烤;可将艾条上下移动,如鸟雀啄食;也可反复旋转施灸。每处灸5～10分钟,以皮肤出现红晕为度。熄灭后的艾条压入小口瓶内,以防复燃。

(2)艾炷灸:在施灸的皮肤上涂少许凡士林,放置大小适中的艾炷点燃,待艾炷燃剩2/5左右,患者稍感疼痛时,用镊子取下剩余的艾炷,放入盛水的弯盘内,换炷再灸5～7壮。隔姜(或隔蒜)灸时,先将直径2～3cm,厚0.2～0.3cm的姜片(或蒜片)用针刺数孔,放在涂有凡士林的施灸部位,再将艾炷放置在姜片(或蒜片)上点燃,待艾炷即将燃尽时换炷再灸,一般灸3～5壮,以皮肤红润而不起疱为度。

(3)温针灸:按照针法要求消毒后,在穴位处进针、行针,再将艾绒搓团裹于针柄上点燃,直至燃尽为止。按针法要求起针,用灭菌棉签轻压针孔。

5. 施灸过程中,随时询问患者有无灼痛感,及时调整,防止烧伤。

6. 操作完毕,协助患者整理衣着,整理床单位,安置舒适体位。

7. 对患者进行健康指导。

8. 整理用物,洗手、记录、签名。

【实训评价】

班级: 姓名: 座号: 考核日期: 年 月 日

项目	操作步骤	要点	标准分	得分
评估	评估患者	1. 患者身体状况、目前主要症状	5	
		2. 患者艾灸处局部皮肤情况		
		3. 患者的精神状态、有无感觉迟钝或障碍等		
准备	用物准备	治疗卡、治疗盘、弯盘、艾条、艾炷、毫针、灭菌棉签、打火机、凡士林、镊子、姜片、小口瓶	5	
	护士准备	仪表整洁,洗手,戴口罩	2	
	环境准备	安静、整洁、通风、注意保暖	3	

项目	操作步骤	要点	标准分	得分
操作	核对解释	备齐用物携至患者床旁,核对床号、姓名、治疗卡,告知患者艾灸的目的、施灸过程中可能有出血的情况及防护措施	5	
	选取体位	协助患者选取合适体位,暴露施灸部位,注意保暖,必要时遮挡	5	
	确定部位	确定穴位所在部位	5	
	操作过程	1. 艾灸部位准确	30	
		2. 艾条与皮肤距离符合要求		
		3. 操作手法正确		
		4. 艾炷大小适宜		
		5. 施灸时间合理		
		6. 艾条、艾炷熄灭完全		
		7. 操作熟练		
观察	观察患者和局部皮肤反应	在艾灸过程中密切观察患者反应,询问患者感觉。出现异常情况应立即停灸,并紧急处理	10	
整理	整理归位	操作完毕,协助患者穿衣,告知治疗后的注意事项,整理床单位;按消毒原则处理用物,酌情开窗通风	5	
记录	记录、签名	洗手,记录(艾灸部位、体位、方法、时间及患者的反应等)	5	
理论提问		回答全面、正确	20	
合计				

(孙晓虹)

实训 7　拔罐法操作与护理

【实训目的】

1. 掌握拔火罐常用的吸拔操作方法。

2. 能熟练进行拔火罐的操作与护理。

3. 具有认真严谨的工作态度、良好的人文关怀意识和护患沟通能力。

【实训准备】

1. 物品　治疗卡,治疗盘,玻璃罐若干(罐口边缘平滑无裂口),弯盘,纱布,长柄止血钳,95% 酒精棉球,打火机,灭火器具等。

2. 环境　诊室内温湿度适宜,保持通风换气。

【实训学时】

1学时。

【实训方法】

1. 按照实验小组,学生每2人一组,轮流分饰操作者和患者进行练习。

2. 操作者穿戴整齐,洗手,戴口罩,备齐用物携至床边。核对患者信息,评估患者情况,说明操作目的与要求。

3. 根据拔罐部位,协助患者选取合适体位,暴露拔罐部位,必要时清洁皮肤。

4. 用长柄止血钳夹住95%酒精棉球,点燃后伸入罐内中下段绕1~2圈后迅速退出,立即将罐扣在施术部位,将酒精棉球放入灭火器具内灭火。

5. 留罐10分钟左右,密切观察患者反应、局部皮肤颜色和罐口吸附情况。

6. 起罐时,一手扶罐底,另一手按压罐口处皮肤,使空气进入罐内,将罐取下。起罐后如局部皮肤有小水珠,可用纱布轻轻拭去。

7. 操作完毕,协助患者整理衣着,取舒适体位,进行必要的健康指导。

8. 整理用物。洗手、记录、签名。

【注意事项】

1. 天冷时注意保暖。

2. 防止烧烫伤。

【实训评价】

班级:　　　　姓名:　　　　座号:　　　　考核日期:　　年　　月　　日

项目	操作步骤	要点	标准分	得分
评估	评估患者	1. 患者既往史、目前主要症状 2. 患者拟拔罐部位皮肤情况 3. 患者的精神状态、心理状态等	2	
准备	用物准备	治疗卡、治疗盘、罐具、弯盘、纱布、长柄止血钳、95%酒精棉球、打火机、灭火器具	2	
	护士准备	仪表整洁、洗手、戴口罩	3	
	环境准备	安静、整洁、通风、温暖	3	
操作	核对解释	备齐用物携至患者床旁,核对床号、姓名、治疗卡,告知患者拔罐的目的、拔罐过程中有可能产生的情况、防护措施和需要配合的事项	5	
	选取体位	协助患者选取合适体位	4	
	确定部位	确定拔罐部位,清洁皮肤	6	
	操作过程	再次核对医嘱、部位	7	
		酒精棉球干湿适宜	7	
		用长柄止血钳夹住棉球,点燃后伸入罐内中下段环绕,勿烧罐口	11	
		立即将罐扣在所施术部位,定位准确	10	

项目	操作步骤	要点	标准分	得分
操作	操作过程	将明火准确投入灭火器具灭火	7	
		记录时间,留罐10分钟左右	7	
		起罐方法正确	7	
		清洁皮肤	7	
观察	观察反应	在拔罐过程中密切观察患者反应,认真询问患者感觉。出现异常情况应立即停止操作,并紧急处理	2	
整理	整理归位	操作完毕,协助患者穿衣,告知治疗后的注意事项,取舒适卧位,整理床单位;按消毒原则处理用物	2	
记录	记录、签名	洗手,记录(拔罐部位、体位、方法、时间及患者的反应等)	2	
理论提问		回答全面、正确	6	
合计				

(孙晓虹)

实训 8 刮痧法操作与护理

【实训目的】

1. 掌握刮痧法的操作程序。

2. 能熟练进行刮痧操作与护理。

3. 具有认真严谨的工作态度,良好的人文关怀意识和护患沟通能力。

【实训准备】

1. 物品 治疗卡,治疗盘,刮痧板,刮痧介质,75% 酒精,棉签,纸巾,必要时备浴巾、屏风等物品。

2. 环境 诊室内温湿度适宜,保持通风换气。

【实训学时】

1 学时。

【实训方法】

1. 按照实验小组,学生每 2 人一组,轮流分饰操作者和患者进行练习。

2. 操作者穿戴整齐,洗手,戴口罩,备齐用物携至床边。核对患者信息,评估患者情况,说明操作目的与要求。

3. 根据刮痧部位,协助患者取合适体位,暴露刮痧部位,注意保暖。

4. 清洁刮痧部位,并在局部涂抹刮痧介质。

5. 手持刮痧板,正确实施刮痧手法,一般刮 10～20 次,以出现紫红色斑点或斑块为度。注意观察患者的反应。

6. 刮痧完毕,清洁刮痧部位皮肤,协助患者整理好衣着,整理床单位,安置舒适体位。

7. 对患者进行必要的健康指导。

8. 整理用物,消毒刮痧用具。洗手、记录、签名。

【实训评价】

班级: 姓名: 座号: 考核日期: 年 月 日

项目	操作步骤	要点	标准分	得分
评估	评估患者	1. 患者身体情况,目前主要症状 2. 患者刮痧部位皮肤情况 3. 患者的心理状态,合作程度等	5	
准备	用物准备	治疗卡、治疗盘、刮痧板、刮痧介质、75%酒精、棉签、纸巾	5	
	护士准备	洗手、戴口罩、消毒刮痧板	2	
	环境准备	安静、整洁、通风、温暖	3	
操作	核对解释	备齐用物携至患者床旁,核对床号、姓名、治疗卡,告知患者刮痧的目的、刮痧过程中有可能产生的情况和需要配合的事项	5	
	选取体位	协助患者选取合适体位,暴露刮痧部位,并注意保暖	5	
	确定部位	确定刮痧部位,清洁皮肤	5	
	实施手法	1. 握持刮痧板正确 2. 刮痧方向符合要求 3. 刮痧手法正确 4. 刮痧部位准确 5. 刮痧力度适宜 6. 刮痧时间合理 7. 操作熟练	30	
观察	观察反应	在刮痧过程中密切观察患者反应,认真询问患者感觉。出现异常情况应立即停刮,并紧急处理	10	
整理	整理归位	操作完毕,协助患者穿衣,告知治疗后的注意事项,取舒适卧位,整理床单位;消毒刮痧用具,归置原处	5	
记录	记录、签名	洗手,记录(刮痧部位、体位、方法、时间及患者的反应等)	5	
理论提问		回答全面、正确	20	
合计				

(李丽华)

144

实训 9　推拿疗法与护理

【实训目的】

1. 掌握基本推拿手法的操作程序。

2. 能熟练进行常用推拿手法的操作。

3. 具有认真严谨的工作态度、良好的人文关怀意识和护患沟通能力。

【实训准备】

1. 物品　治疗卡,治疗盘,弯盘,按摩巾,按摩膏(或其他介质),必要时准备毛毯、屏风等。

2. 环境　诊室内温湿度适宜,保持通风换气。

【实训学时】

1 学时。

【实训方法】

1. 按照实验小组,学生每 2 人一组,轮流分饰操作者和患者进行练习。

2. 操作者穿戴整齐,洗手,戴口罩,备齐用物携至床边。核对患者信息,评估患者情况,说明操作目的与要求。

3. 根据推拿部位,协助患者选取合适体位,暴露推拿部位,天冷时注意保暖。

4. 推拿过程中用力适当,禁用暴力,按摩时间、频率应合理。进行腰腹部按摩时,嘱患者先排空膀胱。

5. 操作过程中观察患者对手法的反应,若有不适,应立即调整手法或停止操作,以防发生意外。

6. 操作完毕,协助患者整理好衣物,整理床单位,安置舒适体位。

7. 对患者进行必要的健康指导。

8. 整理用物,洗手、记录、签名。

【实训评价】

班级:　　　　姓名:　　　　座号:　　　　考核日期:　　　年　　月　　日

项目	操作步骤	要点	标准分	得分
评估	评估患者	1. 患者身体情况,目前主要症状 2. 患者推拿部位局部情况 3. 患者的心理状态,合作程度等	5	
准备	用物准备	按摩巾、按摩膏(或其他介质)、治疗卡、弯盘、治疗盘,必要时准备毛毯、屏风等	5	
	护士准备	剪短指甲、洗手、戴口罩、手部温暖	3	
	环境准备	安静、整洁、通风、温暖	2	
操作	核对解释	备齐用物携至患者床旁,核对床号、姓名、治疗卡,告知患者推拿的目的和需要配合的事项	5	
	选取体位	协助患者选择舒适体位,并注意保暖	5	
	确定部位	确定推拿部位	5	

项目	操作步骤	要点	标准分	得分
操作	实施手法	1. 推拿手法正确 2. 部位准确 3. 推拿力度适宜 4. 推拿时间合理 5. 操作熟练	30	
观察	观察推拿反应	在推拿过程中密切观察患者反应,认真询问患者感觉。出现异常情况,应立即停止操作,并紧急处理	10	
整理	整理归位	操作完毕,协助穿衣,取舒适卧位,整理床单位	5	
记录	记录、签名	洗手,记录(推拿部位、体位、方法、时间及患者的反应等)	5	
理论提问		回答全面、正确	20	
合计				

(戴婷婷)

教学大纲（参考）

一、课程性质

中医护理是中等卫生职业教育护理专业一门重要的专业选修课程。本课程主要介绍中医护理的发展简史、中医护理基础理论、中医护理程序、中医一般护理、药物疗法与护理及常用中医护理技术等。本课程的任务是使学生继承和弘扬中医传统文化，提升中医文化自信，融合现代护理理念，掌握中医护理的基本内容、特点和原则，掌握临床常用中医护理操作技能，能运用中医护理程序为护理对象实施整体护理。

二、课程教学目标

（一）职业素养目标

1. 具有中医文化自信，践行社会主义核心价值观，树立家国情怀。

2. 具有传承创新中医护理的责任感和使命感。

3. 具有为人类健康服务的职业道德观、价值观。

4. 具有求真务实，善于思考探索的科学精神。

5. 具有良好的护患沟通能力和团队合作精神。

6. 具有解决中医临床各科常见护理问题的专业能力。

（二）知识教学目标

1. 掌握中医护理的原则和用药护理的方法。

2. 熟悉中医护理的基础理论知识。

3. 了解中医护理的发展概况。

（三）能力培养目标

1. 学会中医护理的思维方法。

2. 熟练掌握灸法、推拿、拔罐、刮痧等中医护理操作技术。

3. 学会结合中医护理基础理论知识，初步解释相关疾病现象和临床护理问题。

4. 学会常见疾病的中医宣教工作方法。

三、学时安排

序号	教学内容	学时数		
		理论	实践	合计
1	绪论	2	0	2
2	中医护理基础理论	8	2	10
3	中医护理程序	4	2	6
4	中医一般护理	4	0	4
5	药物疗法与护理	2	2	4
6	常用中医护理技术	2	8	10
	合计	22	14	36

四、课程内容和要求

单元	教学内容	教学要求	教学活动参考	参考学时 理论	参考学时 实践
一、绪论	（一）中医护理的发展简史	熟悉	理论讲授 多媒体演示	2	
	（二）中医护理的基本特点	掌握			
	（三）中医护理的学习方法	了解			
二、中医护理基础理论	（一）阴阳五行学说		理论讲授 多媒体演示 案例教学 情景教学	8	
	1. 阴阳五行的基本概念	掌握			
	2. 阴阳五行学说的基本内容	熟悉			
	3. 阴阳五行学说在中医学中的应用	了解			
	（二）藏象学说				
	1. 五脏	掌握			
	2. 六腑	掌握			
	3. 奇恒之腑	了解			
	4. 脏腑之间的关系	了解			
	（三）气、血、津液				
	1. 气	掌握			
	2. 血	掌握			
	3. 津液	掌握			
	4. 气、血、津液之间的关系	了解			
	（四）病因病机				
	1. 病因	掌握			
	2. 病机	掌握			
	实训1　病案讨论	学会	实践技能		2
三、中医护理程序	（一）诊法		理论讲授 案例教学 情景教学	4	
	1. 望诊	熟悉			
	2. 闻诊	熟悉			
	3. 问诊	掌握			
	4. 切诊	了解			
	（二）辨证				
	1. 八纲辨证	熟悉			
	2. 脏腑辨证	熟悉			
	3. 卫气营血辨证	熟悉			
	（三）防治原则				
	1. 预防原则	掌握			
	2. 治疗原则	掌握			
	实训2　舌诊技能操作	学会	实践技能		2

单元	教学内容	教学要求	教学活动参考	参考学时 理论	参考学时 实践
四、中医一般护理	（一）生活起居护理		理论讲授 多媒体演示 情景教学 教学微课	4	
	1. 生活起居护理的基本原则	掌握			
	2. 生活起居护理的基本方法	熟悉			
	（二）饮食护理				
	1. 食物的性味与功效	了解			
	2. 饮食护理的基本原则	掌握			
	3. 饮食护理的基本方法	熟悉			
	（三）情志护理				
	1. 情志护理的基本原则	熟悉			
	2. 情志护理的基本方法	熟悉			
五、药物疗法与护理	（一）中药与方剂基础知识		理论讲授 案例教学 情景教学	2	
	1. 中药基础知识	熟悉			
	2. 方剂基础知识	了解			
	3. 中药煎服法与护理	掌握			
	（二）常用中药及中成药				
	1. 常用中药	熟悉			
	2. 常用中成药	熟悉			
	（三）用药护理				
	1. 内服药的护理	熟悉			
	2. 外用药的护理	了解			
	实训3 中药汤剂煎煮法与护理	学会	实践技能		2
六、常用中医护理技术	（一）经络腧穴		理论讲授 案例教学 情景教学 教学录像 教学见习	2	
	1. 经络概述	了解			
	2. 腧穴概述	熟悉			
	（二）针刺法与护理				
	1. 毫针刺法与护理	熟悉			
	2. 耳针法与护理	了解			
	3. 三棱针刺法与护理	了解			
	（三）灸法与护理				
	1. 灸法基础知识	了解			
	2. 灸法的操作方法	掌握			
	3. 灸法的适应证、禁忌证和护理	掌握			
	（四）拔罐法与护理				
	1. 拔罐法基础知识	了解			

单元	教学内容	教学要求	教学活动 参考	参考学时	
				理论	实践
六、常用中医护理技术	2. 拔罐法的操作方法	掌握			
	3. 拔罐法的适应证、禁忌证和护理	掌握			
	（五）刮痧法与护理				
	1. 刮痧法基础知识	了解			
	2. 刮痧法的操作方法	掌握			
	3. 刮痧法的适应证、禁忌证和护理	掌握			
	（六）推拿疗法与护理				
	1. 推拿疗法基础知识	了解			
	2. 推拿疗法的操作方法	掌握			
	3. 推拿疗法的适应证、禁忌证和护理	掌握			
	实训 4　中药贴敷法操作与护理	学会	实践技能		8
	实训 5　耳穴压豆操作与护理	学会			
	实训 6　艾灸法操作与护理	学会			
	实训 7　拔罐法操作与护理	学会			
	实训 8　刮痧法操作与护理	学会			
	实训 9　推拿疗法与护理	学会			

五、教学基本要求说明

（一）教学安排

本教学大纲主要供中等卫生职业学校护理专业使用，本课程在第 3 学期开设。总学时为 36 学时，其中理论讲授 22 学时，实践 14 学时。

（二）教学要求

1. 中医药既是中华文明的重要载体，又在人民健康事业中发挥独特作用。中医护理是中医药学的重要组成部分，教师在教学过程中，应弘扬、传播中医传统文化，提升中医护理文化自信，引领学生塑造正确的职业道德观、价值观。

2. 本课程对理论部分教学要求为掌握、熟悉、了解三个层次。掌握是指对中医基本知识、基本理论有较深刻的认识，并能综合运用所学的知识解决实际问题。熟悉是指能够解释、领会概念的基本含义，解释有关术语和生命现象。了解是指对基本知识、基本理论能有一定的认识，能够记忆所学的知识点。

3. 本课程重点突出培养能力为本位的教学理念，在实践技能方面设计两个层次。熟练掌握是指能独立、正确、规范地完成中医护理技术操作。学会是指能在教师的指导下完成中医护理技术操作。

（三）教学建议

1. 本课程依据护理岗位的工作任务、职业能力要求，强化理论实践一体化，突出"做中学，做中教"的职业教育特色，根据培养目标、教学内容和学生的学习特点，以及护士执业资格考试要求，提倡项目教学法、案例教学法、任务驱动教学法、角色扮演教学法、情景教学法、实验教学法等方法,利用校内外实训基地,将学生的自主学习、合作学习和教师引导教学等教学组织形式有机结合。

2. 教学过程中,可通过测验、观察记录、技能考核和理论考试等多种形式,对学生的职业素养、专业知识和技能进行综合考评。考评应体现评价主体的多元化,评价过程的多元化,评价方式的多元化。在评价过程中,不仅要关注学生对知识的理解和技能的掌握,更要关注学生在中医护理实践中解决实际问题的能力水平,重视学生职业素质的培养。

参 考 文 献

[1] 郑洪新,杨柱 . 中医基础理论 [M]. 北京 : 中国中医药出版社,2021.

[2] 陈刚,徐宜宾 . 中医基础理论 [M]. 4 版 . 北京:人民卫生出版社,2018.

[3] 徐袁明,邱翠琼 . 中医护理学 [M]. 2 版 . 北京:人民卫生出版社,2017.

[4] 石磊,杨永庆 . 中医学基础 [M]. 3 版 . 北京:中国医药科技出版社,2020.

[5] 陈佩仪 . 中医护理学基础(中医特色)[M]. 2 版 . 北京:人民卫生出版社,2017.

52检